최 적 건 강 관 리 혁 명

the OPTIMAL HEALTH

REVOLUTION

1 만성질환은
만성염증이 원인이다

듀크 존슨 지음 | 안현순 옮김

KB108619

전나무숲

당신을 위한
최고의 혁명

당신은 암, 심장병, 치매 혹은 기타 다른 만성질환으로 때 이른 죽음을 맞이하지 않아도 된다. 그리고 조금이라도 더 오래 살기 위해 막대한 돈을 건강관리 비용으로 지출하지 않아도 된다. 40대든 50대든 60대든, 심지어 70대라도 늙었다는 생각을 할 필요가 없다. 최적 건강관리 혁명에 동참한다면 말이다.

삶에 활력을 더하고 수명을 몇 년 더 연장시키기에 너무 늦은 때란 없다. 지금 몇 살인지도 중요치 않다. 당신이 이 혁명에 얼마나 헌신하는지가 중요하다. 물론 아이 때부터(심지어 엄마 배 속에서부터) 이 혁명에 동참해왔다면 매우 큰 혜택을 보고 있겠지만, 지금 참여한다고 해서 늦은 것은 아니다. 최적 건강관리 혁명은 살아가는 방식을 변화시키는 과정이기 때문이다. 그렇게 함으로써 당신은 건강한 삶을 더 오래 누릴 수 있으며, 더 활력 있고 생명력이 넘치는 삶을 살 수 있다.

그러나 진짜 혁명은 속임수나 즉효약이나 단기간 유행하는 기법이 아니다. 이해하면 굳게 믿게 되고, 그 믿음은 남은 일생 동안 우리가 살아가고 행동하는 방식을 변화시킨다. 그런 점에서 최적 건강관리 혁명은 진실이다. 이 혁명은 현대사회에서 주된 사망 원인으로 손꼽히는 다양한 만성질환의 근본 원인을 이해하는 것에서부터 시작되며, 그런 이해를 바탕으로 건강하게 장수할 가능성을 최대한 높이는 삶의 방식을 깨우치게 한다. 무엇보다 첫걸음을 내딛는 것이 중요하다. 일단 지금의 생활방식을 박차고 벗어난다면 최상의 건강, 즉 최적 건강에 이르는 길은 각 단계를 실천할수록 점점 더 쉬워질 것이다.

이것은 위대한 여정이다. 당신이 이 길을 따라가다 보면 건강해지고 에너지와 활동량이 커진다. 또한 질병에서 벗어나는 자유, 가족친구들과 더 많은 것을 함께 할 수 있는 자유, 그리고 당신이 좋아하는 취미나 운동 등 모든 것들을 할 수 있는 자유 등 모든 것을 얻을 수 있기 때문이다! 더불어 질병으로 인한 슬픔과 조기 노화의 고통에서도 벗어날 수 있다.

어쩌면 당신은 건강과 관련한 각종 유행 기법을 따르다 낙담한 일이 있거나, 이른바 '전문가'라는 사람들의 서로 모순되는 주장 때문에 혼란스러워한 적이 있어서 최적 건강관리 혁명에 참여하는 것을 망설일지도 모른다. 하지만 나는 자신한다. 이 혁명은 당신을 절망감에서 벗어나게 해주고, 혼란을 없애고, 사람들의 주머니만 가볍게 만드는 잘못된 건강 문화를 깨뜨려줄 것이다.

이 책의 목적은 바로 이러한 경험들을 통해 얻은 통찰력을 공유해 당신이 바쁜 생활 속에서도 만성질환에 걸리지 않게끔 스스로를 보호하도록 돕는 데 있다.

이 책은 당신이 지금껏 걸어온 길과는 완전히 다른 길로 이끌 것이다. 이름뿐인 예방이 아닌 진정한 예방을 통해 최적 건강에 이르는 길을 제시할 것이고, 우리 시대의 가장 위대한 발견 중 하나인 모든 만성질환의 근본 원인이 무엇인지를 보여줄 것이다.

차 례

PART 1

모든 만성질환에
내재된 위험

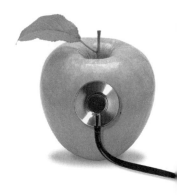

정체를 드러낸
만성질환의 근본 원인

몇 년 전 나는 큰 깨달음을 얻었다. 지난 17년 동안 수집한 예방의학에 대한 연구 결과와 뒤죽박죽 꼬여 있던 수천 개의 과학적 사실들이 갑자기 잘 정돈되어 제자리를 찾기 시작했다.

내가 깨달은 것은 **만성질환에는 특정 위험요소가 하나 있었는데 그 주인공은 놀랍게도 그릇된 생활습관이었다!**

내가 속한 연구소는 많은 연구와 경험 덕분에 심장병의 위험요인을 다른 의학기관보다 더 많이 발견할 수 있었다. 임상적으로 심장질환이라 진단받지 않은 사람들과, 주류 의학에서 말하는 심혈관 위험요소를 보유하지 않은 사람들에게서도 심장마비가 적지 않게 발생한다는 사실을 알고 관련 연구를 시행한 결과였다.

2004년에는 심장질환의 15가지 위험요인과 암의 16가지 위험요인을 검토했다. 연구소에서는 C-반응성 단백(CRP, C-reactive protein)과 관련된 과학문헌들의 매우 흥미로운 경향에 주목하고 있었다. 염증과 감염이 같은 것은 아니지만 백혈구(WBC) 수가 감염을 나타내는 지표이듯이 **CRP는 몸속 어디에선가 염증이 발생하고 있는지 아닌지를 나타내주는 혈액 표지자다**(CRP 외에도 염증을 나타내는 표지자는 물론 존재한다). 특히 CRP가 높으면 심장질환의 위험성이 증가한다. 그런데 당뇨병과 흡연을 비롯한 심장질환의 여러 위험요인들과 CRP가 서로 관련이 있다는 것을 발견하고 주목하게 된 것이다. 나는 심장질환의 15가지 위험요인과 암의 16가지 위험요인 등 총 31가지 위험요인에서 CRP가 높아지는 것을 보여주는 연구 데이터가 있는지를 찾아보았다. 그 결과, 아주 놀랍게도 **높은 CRP 수치는 심장질환과 암뿐만 아니라 다른 많은 만성질환의 모든 위험요인을 동반하는 것으로 나타났다.**

이것은 획기적인 발견이라고 할 수는 없다. 많은 과학자들 역시 CRP와 다른 염증 지표를 몇몇 위험요소와 질병들과 연관시켰었고, 우리 연구소에서는 거의 모든 종류의 만성질환과 그 만성질환 각각의 위험요소들을 염증과 연관 지은 연구들을 찾아냈을 뿐이다. 중요한 것은 **염증이 만성질환의 원인이 된다는 연관성을 알아냈다**는 것이다.

만성질환은 전 세계적으로 확산되고 있다. 그 원인은, 바로 만성적이고 과도한 염증이다. **만성염증이 전 세계적으로 증가하게 된 이유**

는 무엇일까? **문명의 이기로 인한 좋지 않은 생활습관이 면역체계를 만성적으로 과도하게 자극하고, 이 과도한 반응은 염증을 일으키는 입자를 만성적으로 내보내기 때문이다.** 우리가 이러한 근본 원인을 없애려는 노력을 기울이지 않으면 개인의 질병을 다루는 과정에서 오직 부분적인 성공만을 거두게 될 것이다.

그 누구도 방심해선 안 된다. 만성질환의 기저에 숨어 있는 근본 원인인 만성적이고 과도한 염증을 모두 박멸하지 않는 한 이 질환들은 계속 퍼져나갈 것이다.

만성염증이
괴물인 이유

그럼, 염증은 무엇일까? **염증은 '세포 손상 혹은 자극에 대한 면역체계가 비특이적으로(선천적으로) 보호하는 반응'이다.**

당신은 염증이 무엇인지 경험을 통해 알고 있다. 염증은 베이거나 긁히거나 데었을 때, 특히 상처가 감염되었을 때 그 주위가 열이 나고, 붉어지고, 부어오르는 것이다. 이는 우리 몸이 상처를 치료하고 감염과 싸우려고 시도하는 반응이다. 그렇지만 염증 반응이 너무 오래 지속된다면 그 부분의 조직은 제 기능을 잃게 된다.

염증이 오래 지속되면 심장병, 당뇨병, 암, 혹은 비만을 일으키기도 한다. 그 가운데 심장질환의 위험요인을 우선 살펴보면, ①유전적 요인, ②당뇨병, ③흡연, ④고혈압, ⑤운동 부족, ⑥우울증, ⑦갑상샘기능저하증, ⑧비만, ⑨스트레스, ⑩고지혈증, ⑪높은 호모시스테인 수치,

⑫영적 건강의 결여, ⑬과일과 채소 섭취 부족, ⑭오메가-3지방산 섭취 부족, ⑮높은 CRP 수치 등 15가지로 정리할 수 있다.

이러한 위험요소들을 가진 사람들은 만성염증을 나타내는 CRP 수치 또한 높다는 점에서 이 요소들은 만성염증과 연관성이 있다.

그렇다면 암과는 어떠할까? 나는 높은 수치의 CRP와 암의 위험 요인을 살펴보며 심장질환과 같은 유형이 계속되는지 알아보았다.

①유전적 요인, ②흡연, ③운동 부족, ④비만, ⑤스트레스, ⑥고지방식, ⑦채소와 과일 섭취 부족, ⑧과도한 음주, ⑨과도한 염분 섭취, ⑩오염, ⑪굽거나 그을린 음식, ⑫과도한 햇빛 노출, ⑬특정 감염, ⑭비타민D 결핍, ⑮높은 CRP 수치, ⑯인슐린저항성과 제2형 당뇨병

역시, 16가지 암 위험요인과 높은 CRP 수치의 상관관계도 100% 였다! 즉 인체에서 나타나는 염증 반응은 심장질환, 암의 위험요인 과도 관련이 있다. 그리고 염증이 지속적으로 정상적인 대사를 방해 하므로 제2형 당뇨병이나 비만의 위험요인 또한 염증과 관련이 있는 것으로 밝혀졌다. 위험요인에 덧붙여 만성염증은 위에 언급한 심장질환, 당뇨병, 암, 비만의 위험도와도 연관이 있다.

이것이 전부가 아니다. 좀 더 깊이 조사해본 결과, 높은 CRP 수치는 노인성 황반변성(시력 감퇴), 알츠하이머병, 크론병, 파킨슨병, 천식, 골관절염, 뇌졸중 등 다른 만성질환들과도 관련이 있는 것으로 밝혀졌다. 게다가 염증은 소화장애와 관련이 있을 뿐만 아니라, 소화장애가 있는 이들의 암 발병을 야기할 수 있는 연결고리이기

도 하다. 높은 CRP 수치와 관련이 있는 만성질환의 수는 계속해서 늘어나고 있으며, 이 질병들은 지난 몇십 년 동안 점점 더 확산되어 왔다. 결과적으로 만성염증은 지난 몇십 년간 급속히 증가해온 모든 만성질환의 근본 원인으로 확실히 자리 잡았다.

상황이 이런데도 만성염증에 대한 경각심이 생기지 않는다면 만성염증이 근육 손실, 노화의 가속, 심지어 수명 단축과도 관련 있다는 것을 추가로 밝힌다.

여전히 수많은 과학자들은 염증이 이들 질병과 질병 위험요인의 결과인지, 아니면 원인인지를 궁금해한다. 당신도 그럴 것 같아 다음 장에서는 왜 **염증이 만성질환의 주요 원인**이며, 몇몇 경우에는 결과도 되는지를 보여줄 것이다.

그러나 잠깐, 한 가지 중요한 사항을 짚고 넘어가야 한다. 만성염증은 만성질환을 앓고 있는 사람들의 혈액에서 매초마다 나타나는 것이 아니며, CRP 검사 결과 '음성'으로 나왔다고 해도 그것이 병이 없음을 의미하는 것도 아니다. 혈액 내에는 염증을 나타내는 여러 지표가 있다. 이는 마치 고혈압과 같다. 고혈압을 앓고 있는 모든 사람들이 하루 24시간 내내 혈압이 높은 것은 아니다. 이와 유사하게 만성염증은 많은 만성질환에서 통계적으로 공통되는 요소이며, 상당 부분 만성질환의 원인이 되지만 그것이 일시적으로 나타났다고 해서 진단이 확정되는 것은 아니다.

우리는 여전히 만성질환의 다양한 위험요인들을 고려해보아야 한다. **만약 당신이 만성질환의 위험요인을 갖고 있다면 당신은 이미 만성 염증을 갖고 있거나 혹은 곧 갖게 될 것임을 의미한다.** 그래서 만성염증을 충분하게 이해하는 것이 최적 건강을 탐구하는 데 아주 중요하다. 염증은 우리가 상대해야 하는 팀에서 스타 선수이며 득점왕이다. 따라서 최적 건강을 달성하기 위한 전략의 핵심은 염증을 제압하는 것이어야 한다.

PART 2

면역체계와 만성염증

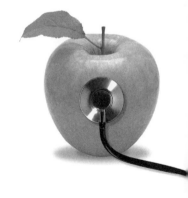

우리의 면역체계에서
일어날 수 있는 일

당신은 모든 계획이 엉망진창이 되어 하루를 완전히 망친 적이 있는가?

직장에서 하루 종일 업무와 사람에 치이자 당신은 폭발할 지경에 이른다. 퇴근해서 현관에 들어서자마자 세 살짜리 아들이 아침 출근 길에 울고불고 찾아내라던 장난감이 발끝에 차인다. 머리끝까지 화가 치솟고 마침내 뚜껑이 열린다. 하지만 분노를 가족이 아닌 다른 곳에 쏟아내려고 애쓴다. 가장 화풀이하기 쉬운 상대는 강아지다. 그러나 강아지는 빠르게 눈치채고 달아나버린다.

이런 날을 한 번도 겪어보지 않은 사람은 없을 것이다. 처리하기도 전에 쏟아지는 문제들에 치이는 상황은 누구에게나 비일비재하게 일어난다. 그 결과는 항상 감정적으로 폭발하는 것이다.

이와 똑같은 일이 우리의 면역체계에서도 일어날 수 있다. 면역체계가 계속해서 작동하거나 혹은 과도하게 자극을 받으면 그 반응은 통제할 수 없는 감정처럼 아무런 잘못이 없는 세포조직에 해를 입힐 수 있다. 그러면 건강에 문제가 생긴다. **몸을 보호하기 위해서는 과도한 염증의 원인을 조절할 필요가 있다.**

염증이 거의 모든 만성질환의 위험요소와 연관되어 있음을 앞장에서 설명했다. 그렇다면 만성염증의 원천은 무엇일까? 많은 과학자들이 이 질문에 답하기 위해 연구를 하고 있는데, 지금까지 진행된 연구들은 일관되게 하나의 결론으로 모아지고 있다. 지난 몇십 년 동안 일어난 **생활방식의 엄청난 변화가 만성염증의 급격한 증가를 불러왔다**는 것이다. 유전적 차이로 말미암아 생활방식의 변화는 사람들의 몸에 제각기 다른 영향을 주지만 우리 모두는 어느 정도 그 영향을 받고 있는 것이다.

면역체계에 대한
기초 이론

면역체계는 건강과 행복을 공격하는 적으로부터 우리를 보호해 준다. 즉 바이러스, 박테리아, 기생충으로부터 우리를 보호하고 이물질 혹은 몸에 해를 끼치는 것으로 여겨지는 많은 다른 물질로부터도 우리를 보호한다. **우리 몸의 면역체계에는 선천성 면역과 후천성 면역 두 종류가 있다.** 이 둘의 차이는 경찰과 예비군의 차이와 비슷하다.

선천성 면역체계는 경찰과 비슷하다. 무단횡단에서 흉악한 범죄에 이르기까지 온종일 법을 수호하는 의무를 수행하고 범법자를 쫓는다. 감염이나 이물질로 인한 응급 상황에 우선 반응하지만, 각기 다른 상황에서도 똑같은 방식으로 그리고 일반적인 방식으로 대처할 뿐이다.

후천성 면역체계는 예비군에 더 가깝다. 항상 임무가 발동되는 것이 아니라 자연재해나 내전 혹은 외적의 침입과 같은 특수한 상황이 발생할 때만 소집된다. 그리고 아주 특정한 위협에 대응할 수 있도록 훈련을 받는다. 후천성 면역은 적응성 면역반응이라고도 불린다. 그것은 **림프구라는 세포가 특정 질병에 특화된 항체를 만들어내는 것이다. 후천성 면역은 기억된다.** 이로 인해 대부분의 사람들이 홍역, 볼거리, 수두와 같은 질병에 한 번 걸리면 다신 걸리지 않는다. 후천성 면역체계가 그런 질병에 대항하는 항체를 만들어낸 뒤, 같은 질병이 다시 공격해 오면 그 질병을 인식하고 신체 내에서 활동을 시작하기도 전에 박멸하기 때문이다.

후천성 면역은 항상 대기 중인 경찰들보다 긴급 상황에 대응하는 시간이 다소 더 걸린다는 점에서도 예비군과 비슷하다. 그러나 특정 비상사태에 더 특화되어 있고 더 잘 훈련되어 있다. 후천성 면역이 작동하기 시작하고 공격해야 할 특정한 유기체 혹은 물질을 확정하면 선천성 면역체계의 일부분에 위협과 맞서 싸우는 것을 도우라는 명령을 내린다.

선천성 면역이나 후천성 면역 모두 백혈구를 이용해 싸움에 나선다. 백혈구 수치를 검사하는 것으로 감염되었는지 아닌지를 구별할 수 있다. 면역체계가 매우 활성화되면 백혈구를 더 많이 만들고 백혈구가 자신의 의무를 다할 수 있도록 혈류로 내보낸다.

후천성 면역체계는 염증과 그다지 관련이 없다. 우리가 알아야 할 것은 백혈구가 골수에서 만들어진다는 것이다. **후천성 면역체계는 T세포, B세포, NK세포라는 세 종류의 백혈구를 이용한다.** NK세포(natural killer cell)는 특정한 수용체가 부족하다. 그래서 후천성 면역체계처럼 활동하지만 실제로는 선천성 면역체계의 일부분이다. NK세포는 암으로 발전할 수 있는 비정상 세포를 퇴치하는 역할도 해 암이나 다른 종양이 형성되고 자라지 못하도록 돕는다.

선천성 면역체계는 만성염증과 관련해서 특히 중요하다. 후천성 면역체계처럼 골수에서 만들어진 세포에서 유래한다. 골수는 호중구, 호산구, 호염기구, 비만세포, 단핵구와 같은 다른 많은 세포들도 만들어낸다. 단핵구는 대식세포(macrophage)가 된다. 호중구·호산구·호염기구·단핵구는 주로 혈액 내에서 순환하고, 비만세포와 대식세포는 신체 곳곳에 퍼져 있다.

호중구는 선천성 면역체계에 의해서 가장 많이, 그리고 중요하게 사용되는 세포로 신체에 영향을 주는 화학물질을 분비시키고 외부 침입자들을 먹어치운다. 단핵구와 기타 다른 세포들은 사이토카인(cytokine, '세포 이동자'를 뜻하는 그리스어)이라 불리는 화학물질을 분비한다. 이들은 세포의 행동에 영향을 미치는 단백질이다. 사이토카인은 또한 염증을 야기한다.

염증은 붉어지고, 열이 나고, 고통스럽고, 부어오르는 네 가지 주요 특징이 있다. 염증이 오래 지속되면 주변 조직들은 제대로 기능하지 못한다(기능장애). 몸속에 생긴 염증도 느낄 수 있다. 대표적인 것이 맹장염

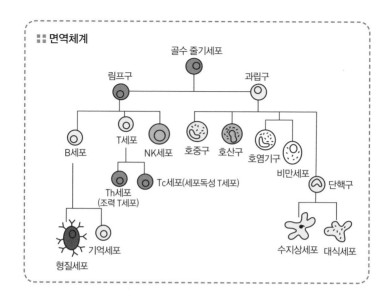

면역체계

골수 줄기세포

림프구

과립구

B세포

T세포

NK세포

호중구

호산구

호염기구

비만세포

단핵구

Th세포
(조력 T세포)

Tc세포(세포독성 T세포)

형질세포

기억세포

수지상세포

대식세포

이다. 그러나 혈관의 내벽에 발생하는 염증처럼 대부분의 내부 염증은 전혀 알아차릴 수 없다. 그러한 염증은 오직 CRP 검사와 같은 혈액검사를 통해서만 진단할 수 있다.

　면역체계는 감염과 외부 침입자들로부터 우리를 보호하도록 설계되어 있다. 체온을 올리고 많은 세포들을 동원해 조치를 취하면서 빠르게 행동하도록 설계되어 있다. 하지만 **면역체계가 침입자도 없는데 방위군이 계속해서 사격을 하는 상황이 발생하면 우리는 원하지 않는 손상을 입게 된다.** 이것이 면역체계에 대한 만성적이고 과도한 자극이 좋지 않은 이유다.

염증이 만성질환의 원인이라는
더 많은 증거들

아직도 많은 선도적 연구자들은 인슐린저항성(혈당을 낮추는 인슐린의 기능이 떨어져 세포가 포도당을 효과적으로 연소하지 못하는 것)대사증후군당뇨병과 비만의 확산, 암 발생률의 엄청난 증가, 알츠하이머병과 같은 질병의 근본 원인이 만성염증이라는 사실을 받아들이려 하지 않는다. 심지어 이와 관련된 몇 가지 중요한 사실을 알아차리지 못하거나, 혹은 관련 사실들을 하나로 통합시키지 못하고 있다.

상황이 그렇다 하더라도 관련된 퍼즐 조각을 다시 맞춰보는 것은 매우 흥미로운 일이다. 염증이 만성질환의 원인이라는 견해를 뒷받침하는 사실들을 나열하면 다음과 같다.

- 염증 표지자는 만성적으로 자극을 받았을 때 정상 세포조직에 손상을 입힌다.

- 나쁜 지방을 섭취하고 오염에 노출되는 등의 생활방식, 즉 질병이 아닌 요소들도 염증 표지자가 생성되게 하거나 질환을 자극할 수 있다. 다시 말해 병에 걸리지 않은 사람의 흔한 행태가 면역체계를 자극할수 있다.

- 만성치주염(잇몸 조직에 염증이 생기는 병)과 같이 심혈관계와 관련 없는 만성염증성 질환도 심혈관질환의 증가와 관련이 있다.

- 인터루킨1의 과발현을 야기하는 유전적 변이는 심장질환의 위험성을 3배 이상 증가시킨다.

  [영국 셰필드대학교의 고든 더프 경과 미국의 인터루킨 제네틱스(Interleukin Genetics) 사의 과학자들은 인터루킨1에 대해 광범위한 연구를 시행해왔다. 그 결과, 인터루킨1의 염증 반응이 높은 어떤 사람들은 유전적 소인이 있으며, CRP가 증가하고, 뒤이어 심장질환의 위험성이 3~4배 증가한다는 사실을 발견했다. 그들은 DNA 상의 특정 위치 정보를 파악했으며, 현재는 상업화를 위해 테스트하고 있다.

  또한 연구자들은 인터루킨1 유전자에서 심장질환의 위험성을 더 높이지만 CRP 수치는 높이지 않는 특정 위치에 이상이 있음을 밝혀냈다. 그러므로 심장질환이나 다른 만성질환의 유전적인 발병 위험성을 추정할 때 염증의 '전체적인 큰 그림'을 이해하고 그것을 검사하는 것이 더욱 중요해졌다. 현재 이 검사는 누구나 받아볼 수 있으며, 검사를 받아보는 것이 좋다.

다행히 이 유전자의 발현을 줄이기 위해 우리가 무엇을 해야 하는지를 보여주는 임상시험이 특정 건강기능식품과 관련해서 행해지고 있다. 현재 인터루킨1 유전자의 발현뿐만 아니라 인터루킨1의 생성 또한 감소시키는 천연 제품이 있다.]

● 인슐린저항성, 대사증후군, 고지혈증 등을 처음 진단받았을 때는 대개 죽상동맥경화가 진행된 상태다. 만성질환은 질병에 걸렸음을 알아차리기 훨씬 이전부터 이미 진행된다.

● 몇몇 연구자들은 비만한 사람의 경우 내장비만세포에서 지방산을 급속하게 분출하는 것이 인슐린저항성을 일으킨다고 확신한다. 그러나 그들은 면역체계가 지속적으로 작동하면 정상 체중인 환자에게서조차 그러한 지방산의 분출을 자극할 수도 있다는 사실은 모른다.

● 콜레스테롤 수치를 떨어뜨리기 위해 처방하는 약인 스타틴(statin)은 염증을 감소시키며 대장암과 같은 다른 질환의 위험성 역시 감소시키는 것으로 보인다. 25개국 1만 7,802명이 참여한 주피터 임상시험에 따르면, LDL콜레스테롤은 낮고 CRP 수치가 높은 사람들에게 크레스토(Crestor)라는 스타틴

제제를 처방했더니 2년 만에 심장마비, 뇌졸중, 암으로 인한 사망률이 줄어들었다. 반면 LDL콜레스테롤과 CRP 수치가 낮은 사람들에게 같은 스타틴 계열의 약을 처방한 다른 연구에서는 별다른 효과가 없었다. 이 두 연구 결과의 차이는 높은 CRP 수치를 낮추는 것이 심장질환의 위험성이나 암으로 인한 사망을 줄이는 데 모두 효과가 있다는 것을 분명히 보여준다!

● 항염증제인 아스피린은 심근경색뿐만 아니라 전립선암과 대장암의 위험성을 감소시킨다.

● 류머티즘성 질병과 루푸스와 같은 염증성 질환은 당뇨병처럼 관련이 없어 보이는 질병들의 위험성 또한 증가시킨다.

● 골다공증은 만성염증이 원인이 되어 발병하는 것으로 밝혀졌다. 골다공증이나 뼈가 가늘어지는 증상은 노화에 따라 자연적으로 발생할 수도 있지만, 폐경기 이후의 여성에게서 특히 잘 생긴다. 처음에는 골다공증이 여성의 에스트로겐 분비가 끊겨 생긴다고 생각했다. 그러나 폐경기 이전의 여성들도 난소를 제거하면 '수술적 폐경기'가 오게 되는데, 이때 염증 세포가 즉각적으로 증가했으며 뼈도 가늘어졌다. 이 연구에서 수술 후 염증 물질을 차단했더니 뼈가 가늘어지는 증상은 거의 발생하지 않았다. 그러므로 폐경기에 에스트로겐이 소멸하는 현상은 염증이 증가하는 것과 관련이 있는 것이다. 이를 뒷받

침하는 다른 많은 연구에서도 염증 관련 물질이 골 흡수를 자극하는 것으로 나타났다.

새로운 연구 결과들이 공개되면서 위의 목록은 점점 더 늘어나고 있으며, 염증이 만성질환의 근본 원인이라는 사실에 동의하는 학자들의 수도 늘어나고 있다. 그중 하버드 의대 교수이자 보스턴에 있는 브리검여성병원에서 심혈관센터장을 맡고 있는 피터 리비 박사는 리뷰 논문에 다음과 같이 썼다.

"죽상동맥경화, 류머티즘성관절염, 간경변, 간질성 폐질환과 같은 질병은 서로 연관이 없어 보이지만, 근본적으로는 같은 메커니즘과 매개물질에 의해 동일하게 진행된다."

무엇이 면역체계를
끊임없이 과작동하도록 만드나?

이제 만성염증이 우리의 행동이나 습관과 연관되어 있다는 것을 알게 되었다. 그 행동이나 습관은 개개인의 선택과 인간의 활동이 초래한 환경적 변화의 조합과 관련이 있다. 그렇다면 면역체계를 과도하게 자극해 만성염증을 야기하고 결국 질병에 걸리게 하는 산업화된 사회의 특징적인 행태는 무엇인가? 지난 50년 동안 일어난 생활방식의 중요한 변화는 무엇이고, 그 변화는 어떻게 만성질환을 역병처럼 확산시켰을까? 만성염증을 증가시킬 수 있는 생활습관의 몇 가지 예를 소개하겠다.

● **과도한 단당류 섭취** : 단당류를 필요 이상으로 섭취하면 CRP 수치가 올라간다. 단당류 중에서 과당은 가공식품에 첨가되

는 액상과당의 성분으로 사방에 널려 있다.

- **과도한 트랜스지방산 섭취** : 트랜스지방산은 현대인이 일상적으로 섭취하는 성분으로서, 역시 CRP 수치 상승과 관련이 있다.

- **과도한 콜레스테롤 섭취** : 체중은 물론 인슐린민감성(당 대사 능력을 수치로 나타낸 것으로 수치가 낮을수록 당뇨병 등에 걸릴 위험이 높음)이 정상인 건강한 사람에게 대량 생산된 달걀과 같은 형태로 콜레스테롤을 많이 섭취하게 하자 혈중 LDL콜레스테롤뿐 아니라 CRP 수치도 높아졌다.

- **오염된 식생활** : 오염 또한 CRP 상승과 관련이 있다. 어떤 종류의 오염은 개인이 통제할 수 없다. 특히 공기를 타고 전파되는 오염이 그렇다. 그러나 우리가 겪는 화학적 오염의 상당 부분은 우리가 먹고 마시는 것에서 연유한다. 예를 들면 고기를 과도하게 섭취하면 해로운 이유는 지방을 다량 함유하기 때문만이 아니라 대량 생산되는 과정에서 제초제, 살충제, 호르몬, 항생제와 같이 유해한 화학물질이 들어가기 때문이다.

요약하면, **산업화된 생활방식은 만성염증을 유발한다.** 심장질환, 암, 당뇨병 등 만성질환의 위험성을 줄이기 위해서는 염증을 자극하는 요인들을 줄일 필요가 있다. 이러한 **위험요인을 줄이면 혈중 CRP 수치도 줄일 수 있다**고 한다. 그러므로 CRP 생성을 줄이려면 생활방식의 변화가 절대적으로 필요하다.

CRP, 증상인가 아니면 원인인가?

나는 이이야기를 앞에서도 살짝 다뤘다. CRP, 즉 C-반응성 단백 수치가 높다는 것은 염증이 있음을 나타낸다고 말한 것을 기억할 것이다. 그러나 CRP 수치의 상승이 단순히 염증의 결과인지, 아니면 원인인지는 명확히 밝히지 않았다.

답을 말하자면 "양쪽 모두"다. **우리의 면역체계가 계속해서 과도한 자극을 받으면 만성염증이 발생하고 신체에 손상이 가해진다**는 것이다. 문명의 이기를 누리는 현대적 생활방식으로 인해 많은 부분의 일상적 행태가, 즉 좋지 않은 생활습관이 면역체계를 과도하게 자극한다. 그러므로 만성질환이라는 유행병이 퍼지는 속도를 늦추려면 생활습관을 바꾸어야 한다.

면역체계가 정상적으로 작동할 때 CRP는 많은 이점이 있다. 무엇보다 보체계(방어적 면역반응에서 주된 작용을 하는 혈청 단백질)를 자극해 박테리아나 곰팡이의 침입을 막는다. 이것은 포식세포의 활동을 포함해 적을 퇴치하는 면역체계의 많은 기능을 촉발한다. 그러나 설령 CRP 수치가 낮은 수준이더라도 끊임없이 비정상적으로 생산되면 건강을 파괴할 수도 있다. 여기 그 해의 사례를 몇 가지 들어보겠다.

● 혈관 내벽이 이완되는 데 필요한 산화질소의 분출을 감소시킨다.

- 인터루킨6의 분출을 자극하고 파괴력을 지닌 백혈구가 혈관 벽을 통과하는 것을 촉진한다.
- 혈액의 응고 속도와 혈관의 손상 속도를 높인다.

위의 예는 심장마비와 뇌졸중의 원인인 혈관질환, 죽상동맥경화증이 생기는 데 영향을 미친다. 그러므로 **CRP는 염증 표지자(마커)일 뿐만 아니라 만성적인 심혈관질환의 원인**이라는 점을 쉽게 알 수 있다.

더욱이 우리는 면역체계가 비정상적이고 만성적으로 자극받을 때 어떻게 CRP와 기타 염증 관련 물질이 비정상적인 세포가 발달하는 데 기여하는지를 알았다. 이점은 암의 모든 위험요인이 왜 CRP나 다른 염증지표들의 수치가 높은지를 가장 잘 설명해주는 것 같다.

만성염증을 줄이기 위한
17가지 실천 방안

1. 만성질환의 위험요소를 제거하라

이는 당신이 취할 수 있는 가장 중요하고 효과적인 조치다. 만성 질환의 위험요소들이 염증과 연관이 있기 때문에 그것들을 당신의 삶에서 제거하면 염증을 감소시킬 수 있다. 위험요소들을 한 번에 완벽히 제거할 필요는 없다. 위험요소를 하나씩 제거하는 것만으로도 큰 차이를 만들어낼 수 있다.

2. 오메가-3지방산과 같은 천연 항염증제를 섭취하라

현대인들은 천연 항염증제인 오메가-3지방산을 외면하고 대신 옥수수기름처럼 싸고 염증을 유발하는 기름을 더 많이 섭취하고 있다. 염한류성 어류를 먹거나, 올리브유나 카놀라유를 사용해 고도불

포화지방산의 섭취를 늘리면 염증이 줄어드는 것으로 알려져 있다.

3. 운동하라

연구에 따르면 운동 역시 염증 감소와 관련이 있다. 건강해지려면 움직일 필요가 있다. 집 주위를 가볍게 걷거나 공원에서 아이와 놀아주거나 하는 정도의 활동도 운동이며 유익하다. 만성질환의 위험을 감소시키는 운동을 하겠다고 헬스클럽에 등록할 필요는 없다. 여가 시간에 산책하는 것도 염증을 감소시킨다는 연구 결과가 있다. 거기에 자기 몸에 유익한 건강기능식품을 추가하면 더 큰 항염증 효과를 볼 수 있다.

4. 복합비타민·복합미네랄 제제를 섭취하라

복합비타민·복합미네랄 제제를 PART 4에서 설명하는 대로 섭취하라.

5. 포화지방, 트랜스지방, 오메가-6지방산의 섭취를 줄여라

이들은 염증과 관련이 있는 지방이다. '트랜스지방, 포화지방 함량 제로'라는 문구가 표시되어 있지 않은 가공식품 섭취를 줄여야 할 것이다. 붉은빛을 띠는 고기나 어류, 트랜스지방산에는 오메가-6지방산이 포함되어 있다. 오메가-6지방산이 많은 기름은 옥수수기름, 홍화유, 면실유, 해바라기유, 땅콩기름, 참기름, 포도씨

유, 콩기름(콩기름에 일부 오메가–3지방산이 들어 있지만) 등이다.

내가 추천하는 기름은 카놀라유와 버진올리브유다.

6. 항산화 · 항염증 관련 건강기능식품을 적당량 섭취하라

식물원료를 농축한 식물영양소(예를 들어 레스베라트롤)가 풍부한 제품을 섭취하라. 항산화제는 염증을 감소시키는 것으로 나타났다. 염증을 감소시키는 것으로 밝혀진 영양소나 성분으로는 코엔자임Q10, 라이코펜, 마그네슘, 글루코사민, 쿼서틴 등이 있다.

7. 하루에 7~9분량의 과일이나 채소를 먹어라

'1분량'이란 200ml 컵을 기준으로 1/2컵 정도를 말한다. 채소와 과일을 먹는 것을 대체할 만한 것은 없다. 과일이나 채소에는 염증을 줄이는 천연 항산화제나 식물영양소가 들어 있다.

8. 가공식품을 피하라

가공식품이란 액상과당, 트랜스지방, 기타 화학물질 등이 들어간 음식을 말한다. 가공을 통해 음식에 더 많은 화학물질을 첨가할수록 만성염증이 생길 확률이 높아진다.

9. 패스트푸드를 피하라

패스트푸드를 먹으면 염증 반응이 증가한다는 연구 결과가 있다. 이는 패스트푸드는 대체로 값싼 음식 재료들로 만드는 것과도 관련이 있는 것 같다.

10. 유기농으로 키운 과일, 채소, 고기, 유제품을 먹어라

산업화된 농장이나 식품 생산업체에서 사용한 제초제, 살충제, 호르몬, 항생제 등의 화학물질은 식물이나 동물의 지방질 부분에 흡수되어 저장되기 때문에 가축이 그 식물을 먹을 때에도 여전히 남아 있으며, 그 가축의 고기를 우리가 먹는다. 축산업자는 도축을 하기 몇 주 전에 가축을 더욱 빨리 자라게 하기 위해서 항생제나 호르몬을 투여한다. 이러한 항생제나 호르몬은 이 고기를 먹은 사람의 지방질 부분으로 옮겨져 저장되고, 점점 축적되어 결국 만성 염증을 일으킨다.

그리고 고유기농 식품이라 해도 깨끗이 씻는 것을 잊어서는 안 된다. 여전히 그 표면에 박테리아가 남아 있을 수 있기 때문이다.

11. 당부하가 낮은 탄수화물을 섭취하라

'당부하(GL)가 낮다'는 것은 단순당이 적게 들어 있다는 것을 의미한다. 당부하가 많은 음식을 먹을수록 CRP 수치가 상승할 위험성은 높아진다. 어느 연구 결과에 따르면 환자들이 수용성 식이섬유가 풍부한 채식을 하자 CRP가 28% 낮아졌다.

내가 당부하가 낮은 식단이 아니라 '당부하가 낮은 탄수화물 섭취'만을 추천했다는 것을 주목하라.

12. 뉴트리지노믹스(영양유전체학)의 가이드라인을 따르라

이 책에서 권고하는 모든 사항은 최고의 뉴트리지노믹스에 기반을 둔 것이다(뉴트리제네틱스와 뉴트리지노믹스에 대해서는 이 책 91~93쪽에 설명했다).

13. 저용량 아스피린이나 기타 항염증제를 섭취하라

주류 의학계에서는 심장마비의 위험성을 줄이기 위해 동맥의 응고를 감소시키는 아스피린을 환자들에게 권해왔다. 그런데 나는 몇 년 전, 여러 해 동안 아스피린을 먹은 사람들은 대장암에 걸릴 위험성도 줄어든다는 놀라운 사실을 발견했다. 아스피린은 심장질환과 더불어 만성질환을 야기하는 염증을 줄이는 데 도움이 된다는 증거로 볼 수 있다.

그러나 나는 이를 제안하는 것이 주저되기도 한다. 왜냐하면 약을 써서 염증을 막으면 종종 합병증에 걸릴 수 있기 때문이다. 그런 합병증으로 감염 증가, 기대에 못 미치는 심순환계 효과, 폐질환 합병증, 궤양, 기타 발생 가능한 합병증 등이 있다.

그러니 아스피린이나 항염증제를 사용할 때는 부작용이 생길 수 있다는 점을 인지하고, 주치의의 승인을 받은 뒤에 약을 복용하라.

14. 적정량의 비타민D를 섭취하라

비타민D의 보충 섭취는 염증 감소와 관련이 있는 것으로 알려졌다. 비타민D와 칼슘을 같이 섭취하는 것도 염증 감소에 도움이 된다.

15. 수면을 적절히 취하라

수면이 부족하면 염증이 증가한다.

16. 염분 섭취를 줄여라

염분을 많이 섭취하면 염증이 증가한다.

17. 의사와 상담하라

당신이 위의 16가지 조치들을 철저히 따랐다면 대개는 약을 먹을 필요가 없을 것이다. 그러나 만약 만성염증 수준을 건강한 상태까지 줄이지 못했다면 의사와 상담해 CRP를 줄이는 약을 처방받는 것이 좋다.

이 전략은 커다란 보상을 안겨줄 생활습관의 변화를 다루고 있다. 이 조치들을 시행하면 분명 몸속의 염증이 상당히 감소할 것이다. 목록의 모든 항목을 완벽하게 시행할 필요는 없다. 단지 한두 가지 항목을 꾸준히 실천하는 것만으로도 발병률이 줄어들 것이다.

PART 3

건강기능식품과 염증

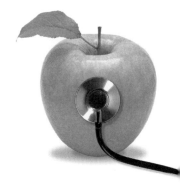

영양부족,
제3세계만의 문제가 아니다

나의 동료 빌이 인도의 도시 코친을 방문했을 때의 이야기다. 그가 한 가족을 만나 이야기를 나누는 도중에 부부의 열 살짜리 딸의 행동이 눈에 들어왔다. 그 모습은 한눈에 봐도 비정상적이었다. 아이의 부모는 비타민A 결핍으로 딸이 시각장애를 갖게 되었다고 말해주었다. 풍족한 국가에서 자란 빌은 시각장애가 비타민A 결핍 때문이라는 것을 알고 기절초풍했다. 비타민A는 음식이나 건강기능식품으로 쉽게 얻을 수 있는 비싸지 않은 필수영양소다. 비타민A를 충분히 섭취할 수만 있었다면 그 아이는 시각장애인이 되지 않았을 것이다.

하지만 더욱 슬픈 점은 그 소녀와 같은 처지인 아이들이 비참할 정도로 많다는 사실이다. 60여 국가에서 약 280만 명의 5세 미만

어린이들이 비타민A 결핍으로 인한 시각장애를 겪고 있다. 이처럼 기초영양은 건강에 엄청난 영향을 미친다.

더욱 심각한 점은 이 문제가 가난한 사람이나 가난한 나라에서만 일어나는 일이 아니라는 사실이다. **영양부족은 선진국과 개발도상국을 가리지 않고 전 세계적으로 퍼져 있다.** 세계보건기구의 2000년 보고서에 따르면, 세계 인구의 3분의 1이 비타민과 무기질 결핍 증상을 겪고 있다. 또 다른 보고서에서는 **미량영양소의 결핍이 전 세계적으로 사망과 질병의 잠재적인 원인**이라고 밝혔다.

비타민D 결핍은 여러 종류의 암과 관련이 있고 의료인들이 알고 있는 것보다도 훨씬 흔하게 발생한다. 유로피언언번센터에서 근무하는 정상적이고 외견상 건강해 보이는 지원자들을 평가한 결과, 34%가 비타민D 결핍 증상을 보였다. 이 연구 결과는 결핍증이 생각했던 것보다 훨씬 더 흔하고 고위험군에만 국한되지 않는다는 사실을 보여준다.

중국 베이징에서 실시한 한 연구 결과, 겨울철 청소년기 여학생들의 비타민D 결핍 비율이 40%가 넘었다. 미국 질병관리본부(CDC)의 연구에서는 가임기 아프리카계 미국인 여성의 42%와 백인 여성의 4%가 비타민D 결핍이 있는 것으로 나타났다. 가장 부유한 나라에서 인생의 황금기를 살고 있는 여성들인데 말이다.

비타민D 결핍뿐만 아니라 다른 영양결핍도 너무 흔하다. 철결핍성빈혈이 있는 사람이 20억 명으로 추산되고, 요오드 결핍증의 위험에 처한 인구도 20억 명 이상으로 추정된다. 이는 연구 당시 전 세계 인구의 약 3분의 1에 이르는 수다. 중국 사람들은 아연, 셀레늄, 티아민, 칼슘, 레티놀, 리보플라빈 등의 결핍 증상을 겪고 있다. 전 세계적으로는 10억 명이 넘는 사람들이 비타민A, 요오드, 철분, 아연, 엽산, 비타민B군 등이 부족한 위험 상황에 처해 있으며 이 역시 세 명에 한 명 꼴이다.

선진국과 개발도상국에도 영양결핍 상태에 있는 사람들이 많다는 것을 보여주는 상당한 양의 연구 결과가 있다. 미국 여성들은 비타민E, 카로틴, 알파카로틴을 정상 섭취량보다 훨씬 적게 섭취한다는 연구 보고가 있다. 이 연구에 따르면 60% 이상의 여성이 구리, 아연, 셀레늄을 권장량보다 적게 섭취했다고 한다. 또한 미국인 중 75%의 노인 남성과 87%의 노인 여성이 그 연령대에는 심각한 문제를 일으킬 수 있을 만큼 칼슘 섭취량이 절대적으로 부족했다.

일본에서 이루어진 국민영양조사에서는 미량영양소의 부족과 과도한 열량 섭취가 짝을 지어 증가하는 추세를 보였다. 영국 노인을 대상으로 한 연구에서는 비타민D, 마그네슘, 구리, 비타민C, 철, 엽산 결핍이 흔한 것으로 드러났다. 미국에서는 **비타민과 무기질 부족이 너무 흔하고 이는 DNA 손상을 초래할 수 있기에, 어떤 연구자는 이런 부족 현상이 암 발생의 중요한 원인일 가능성이 크다**고 결론지었다.

왜 지금 우리에게
건강기능식품이 필요한가?

내가 아는 한, 초기 문명인들은 비타민과 미네랄 보충제를 섭취하지 않았다. 그런데 지금은 왜 건강기능식품이 필요해진 것일까? 그 이유는 우리의 생활습관과 기술력이 겨우 몇십 년 사이에 엄청나게 변화했기 때문이다. 본질적으로 공기와 물이 오염되었을 뿐만 아니라 음식 역시 마찬가지로 오염되었다. 우리는 그런 오염된 음식을 통해 생명을 유지하는 데 필요한 영양을 얻고 있다.

내용을 더 나가기 전에 당신이 마음속에 품고 있을 질문을 언급하고자 한다.

"듀크 박사님, 내가 역사책을 읽어보니 인간의 평균수명은 1800년대에는 약 30세 정도였고, 2000년대에 들어서 전 세계적으로 67세로 늘었으며, 선진국에서는 75세가 넘었다고 하더군요. 그런데도 우리가 오늘날 먹는 음식이 산업혁명 이전보다 더 나빠 졌다고 말할 수 있나요?"

나는 이 질문에 A⁺를 주면서 대답을 하겠다.

현 세기 이전에는 감염병으로 엄청나게 많은 수의 유아를 포함 해 막대한 수의 사람들이 사망했다. 평균수명을 측정할 때는 보통 그런 유아들까지 포함한다. 60대, 70대까지 산 유명 인사들의 나 이만 보더라도 그 시절의 평균수명이 왜 낮았는지를 알 수 있다. 그런데 그런 감염병들이 오늘날에는 깨끗이 사라져버렸으며, 그 덕에 평균수명은 더 높아졌다. 하지만 심장병, 당뇨병, 암과 같은 만성질환이 수명을 갉아먹어 우리는 기대수명보다 더 일찍 죽는 다. 이들 질병의 발생률은 지난 50년 동안 가파르게 증가했다. 만 일 만성질환의 확산을 막지 못한다면 인간의 평균수명은 조만간 더 줄어들 것이다.

오늘날 음식을 생산하는 방식은 100년 전과 매우 다르다. 100년 전에는 선진국에서도 대다수 사람들이 시골에 살면서 농업 분야에 종사했다. 그들은 제초제, 살충제, 화학비료를 사용하지 않았다. 그것들이 아직 발명되지 않았기 때문이다. 땅의 영양분을 유지하 기 위해 윤작을 했고, 오염되지 않은 물로 땅을 비옥하게 적셨다. 공해는 거의 없어서 작물은 오염되지 않았다(공기에서 화학분진이 작물에 떨어져 오염되는 요즘의 상황과 너무 다르다). 음식은 최상의 시기에 수확해서 먹거나 자연적으로 보존했다. 시장 상인들이 식품을 오랫동안 보존하기 위해, 혹은 실제보다 더 싱싱하게 보이게 하려고 화학물질을 뿌려놓는 일도 없었다. 즉 모든 사람들이 유기농 식품을 먹었다.

식탁에는 주로 신선한 채소가 올랐고, 부자들만이 붉은색 살코기를 많이 먹었다. 그들은 가공된 콘칩, 플라스틱 용기, 방부제가 들어 있는 간식, 인공 향이 가미된 음료수의 즐거움을 몰랐다.

사람들의 활동량은 엄청났다. 먹고 싶은 것을 먹고 따뜻하게 지내려면 몸을 움직여야 했다. 어디든 이동할 때도 그랬다. 그들의 활동은 지금의 시각으로 보면 '야성적인 노동'으로 보이지만, 그러한 활동은 그들의 건강에 아주 큰 이점을 주었다. 그런 이점 중 하나는 활동을 하는 데 필요한 고열량의 식사가 사람들로 하여금 미량영양소(비타민·미네랄·식물영양소)까지 적절하게 소비하게 했을 가능성이 크다는 것이다.

끼니는 자연 재료를 사용해 집에서 준비했다. 오늘날 주로 먹는 흰 밀빵 대신 몸에 좋고 영양도 좋은 혼합 통곡빵을 먹었다. 흰 빵한 덩어리의 성분표를 살펴보라. 당지수가 높은 정제된 흰 밀가루 외에 첨가물도 여럿 들어 있다. 그 시절에 가공식품은 거의 없었을 뿐더러 오늘날의 음식에 들어가는 값싼 트랜스지방이나 액상과당, 다양한 화학물질을 첨가하지도 않았다. 산업화된 삶의 일부가 된,

수천 종의 화학물질에도 노출되지 않았다(지금 우리가 쓰는 세안 용품에도 화학물질이 넘쳐난다).

물론, 지금이 예전보다 건강관리 측면에서는 확실히 유리한 점이 있다. 서양의학은 많은 사람들의 목숨을 앗아갔던 급성질환을 대부분 근절해버렸다. 그리고 오늘날에는 가뭄과 기타 자연재해로 인해 종종 발생했던 기근 사태를 미연에 방지하도록 충분한 음식을 생산, 저장, 유통할 수 있는 기술이 있다(오늘날의 굶주림은 일반적으로 정치적 실패로 인한 것이지 환경적 재해로 인한 것은 아니다). 그렇지만 현대인들에 비해 우리 조상들의 식습관과 생활습관이 훨씬 더 건강했음은 인정할 수밖에 없다.

결국 **최적 건강을 달성하려면 우리는 잃어버린 좋은 영양소를 되찾고, 음식에 추가된 나쁜 물질들에 대응해야 한다.**

균형 잡힌 식사를 한다면
종합비타민이 필요치 않다?

"균형 잡힌 식사를 한다면 종합비타민이 필요치 않다."

이런 말을 들어본 적이 있는가? 맞는 말일까? 당신은 "반드시 건강기능식품을 먹어야 한다"는 말을 듣는 반면에 몇몇 의사들은 다음과 같이 말하기 때문에 다소 혼돈스러울 것이다.

"우리 몸은 그렇게 많은 영양소를 필요로 하지 않기에 건강기능식품을 먹는 일은 곧 오줌에 비싼 돈을 내는 것과 같다." [나도 바보같이 이런 이야기를 환자에게 종종 했었다. 당시에 나는 무지했다. 지금의 나는 더 많은 영양소를 섭취하면 혈액 내 그 영양소 수치가 올라가는 것을 증명하는 수천 개의 혈액검사 보고서를 갖고 있다. 분명히 말하건

대, 우리 몸은 최소 필요량보다 더 많은 양의 영양소를 원한다.]

심지어 어떤 연구자들은 그들의 연구에서 건강기능식품의 이점을 숨기고, 건강기능식품은 위험하다는 식으로 결론을 도출하려고까지 한다. 인정한다. 위험성이 있다. 그래서 나는 이곳에서 지침을 제시할 것이다. 그러나 일부 사람이 쓰는 '공포심을 불어넣는 전략'은 단순히 편견에서 비롯된 것이라는 사실도 강조하는 바이다.

이미 몇 가지 매우 중요한 통계를 제시했지만, 건강기능식품이 필요없다고 말하는 것이 과학적으로 정당한 것인지, 또 어떤 근거로 그런 얘기를 하는지는 지금부터 자세히 따져볼 것이다.

'자칭 전문가'들이 근거로 제시하는 부정적인 보고서를 과학적으로 따져보다 보면 당신은 곧 그들의 주장에 심각한 허점이 있음을 알게 될 것이고, 만성질환의 위험을 줄이기 위해서라도 이런 엄청난 오해는 불식시켜야 한다는 데 동의하게 될 것이다.

건강기능식품은
위험한가? 안전한가?

우리가 관여하는 모든 행동에 위험이 수반될 수 있는 것과 마찬가지로 건강기능식품을 섭취할 때도 위험이 따를 수 있다. 그 위험은 과량 섭취, 약물과의 상호작용, 저질 혹은 오염된 원료, 지식 없이 섭취하는 경우에 주로 발생한다. 나는 건강기능식품의 섭취와 관련된 위험성을 아주 잘 알고 있고, 이러한 위험성을 줄이도록 끊임없이 사람들에게 조언하고 있다. 그러나 정말 신경을 거슬리게 하는 것은 일부 무지한 의사나 학자들이 모든 건강기능식품의 섭취를 멀리하도록 사람들을 위협하는 것이다. 그것은 어처구니없는 짓이다.

그러한 의사나 학자가 이 문제로 논쟁을 벌이길 원한다면 나는 건강기능식품의 위험성을 처방약의 위험성이나 부작용과 비교할 것이다. 예를 들어보겠다. 어떤 유명한 처방약은 암 발생 위험을 증가시키는 것으로 의심받고 있다. 미국 전체 인구 중 약 65%가 어떤 형태로든 건강기능식품을 복용하고 있고 이 가운데 960건의 부작용이 발생한 것으로 2008년 미국 정부에 보고되었지만, 이것은 2007년에 처방된 전문의약품을 복용한 후 부작용이 발생한 사례가 48만 2,154건에 달했다는 보고 내용과는 비교도 안 된다. 나는 더 많은 사례들을 제공할 수도 있다.

건강기능식품의 섭취를 공격하는 종래의 의학 또는 주류 의학의 많은 전문가들이 깜짝 놀랄 만한 사실이 하나 있는데, 감염이나 염증과 관련 있는 암 분야의 경우 1982년부터 1994년 사이에 개발된 신약의 60~75%가 천연물에 기반한 것이라는 사실이다. 왜 주류 의학에서는 천연 물질을 변형해서 치료에 활용하는 것을 허용하면서도 천연 물질로 만든 건강기능식품은 복용하지 말라고 하는 것인가? 학자들은 일관성을 가질 필요가 있다.

다수의 주류 의학 종사자들은 비타민C나 비타민E와 같은 단일 영양소를 과량 사용하는 문제를 들어가며 역시 건강기능식품 섭취를 공격한다(나 역시 단일 영양소의 과량 사용은 최선이 아니라는 데 동의한다). 그러나 이들은 지난 20여 년 동안 자신들이 엄청난 부작용을 일으킬 수 있는 단일 성분의 합성화학물질을 처방해왔다는 사실을 깨닫지 못하고 있다.

내가 모든 처방약에 반대하는 것처럼 보이는가? 당연히 아니다! 일부는 훌륭해 그 덕분에 수백만 명의 사람들이 오늘날 살아 있다. 그렇다해도 일부 의사들이 모든 건강기능식품은 위험하다고 말하는 것은 극히 위선적인 것이며 간단히 말해 사실이 아님을 강조하고 싶다. 이 부분에 대해서는 분명 타협점이 있고 하루빨리 타협을 봐야 한다. 왜냐하면 건강기능식품의 섭취를 포함한 예방의학의 결정적인 변화가 없다면 점점 커가는 의료비용을 결코 감당할 수 없을 것이기 때문이다.

당신은 **주치의의 조언과 더불어 최선의 과학적 가이드라인 안에서 약물과의 상호작용은 피하면서도 신뢰할 수 있고 엄정한 제조 공정을 거친 건강기능식품을 복용**하기를 바란다. 우리는 건강관리 비용과 위험성이 적으면서도 모든 사람들에게 도움이 되는 타협점을 찾을 수 있을 것이다.

건강기능식품에 대한
올바른 가이드라인이 필요하다!

　국가에서 정한 건강기능식품의 권장섭취기준은, 영양소의 추가 보충이 필요하다는 의료인의 보고서에 기초한 것이다. 세계보건기구에는 건강기능식품에 대한 가이드라인이 있고 그에 따라 설명서를 작성했다. 대부분의 국가에서도 유사한 권장량을 제정했다. 미국에서는 현재 이를 DRI(영양섭취기준)라고 부르는데 이것은 RDA(권장섭취량)로 불렸던 것이다. 이들 가이드라인은 제2차 세계대전 동안에 만들어진 것이며 전쟁 기간에 국제적으로 심각한 영양 부족 사태를 인지하고 미국 국립과학원에서 설립한 한 위원회에서 작성되었다. 그 기준은 식량 구제가 필요했던 군인, 민간인, 외국인들의 영양결핍 상황을 막기 위한 영양학적 가이드로 사용되었다. 기준은 10년마다 변경되었으나, 언제나 괴혈병이나 각기병과 같은 결핍증을 방지하는 데에만 초점을 맞추었다. 그들은 그 기준을 사람들이 섭취해야 할 영양소의 최대치로 설정한 것이 아니다. 그런데 부당하게도 전 세계의 우수한 과학자와 의료인들이 최소영양권장량을 최대치로 인식해버리고 말았다. 그래서 어떤 의료 전문가들은 "영양학적으로 결핍증을 막을 수 있는 수준보다 더 많이 영양소를 섭취하는 것은 낭비"라고 말하는 것이다. 이것이 과연 이치에 맞는 말인가?

이 같은 추론을 돈에 적용해 "굶어 죽지 않기 위해 필요한 돈보다 더 많이 갖고 있는 것은 낭비"라고 말할 수 있는 사람이 과연 몇이나 될까? 당신은 그렇게 생각하는가? 물론 아닐 것이다. 그렇다면 왜 같은 추론을 영양소 수치에 적용하는 것일까? 몰이해 때문이다. 우리 몸이 굶주림을 막는 데 필요한 최소량 이상의 영양소를 흡수하고 필요로 한다는 것을 증명하는 혈액검사 보고서는 수천 개나 있으며, **권장량보다 상향된 용량으로 만성질환의 위험을 줄일 수 있는 비타민·미네랄·식물영양소가 있다고 밝혀낸 과학적 연구들도 넘쳐난다.** 마음 같아서는 이 주제로 책 한 권을 따로 쓰고 싶을 지경이다. 만약 음식을 통해서만 이렇게 많은 양의 영양소, 특히 지용성 영양소를 얻고자 한다면 비만이나 또 다른 건강 문제를 야기할 정도의 칼로리를 섭취해야 할 수도 있다.

건강기능식품이 필요하지 않다고 말하는 사람들이 인용하는 '과학'을 잠시 살펴보자. 유전자 상호작용, 영양소, 질병위험 감소의 복잡성을 다룬 2008년 9월의 한 연구논문은 다음과 같은 결론을 내렸다.

"건강과 질병의 진행에 영향을 미치는 유전자, 영양소, 다른 변수가 관련된 고차원 데이터세트를 해석하는 데는 분석이라는 도전이 뒤따른다. 심지어 이 분야의 잠재력을 완전히 활용하기 위해서 행태와 식이에서 인구통계학적 수준으로 변화를 실현하는 것은 아마 더 큰 도전일 것이다."

요약하면 "영양소, 유전자, 소화관의 상호작용은 너무나 복잡해서 우리는 이 시점에 어떤 영양소를 추천해야 할지 정말 모르겠다"는 것이다. 여기서 잠깐, 더 알아야 할 사항이 있다. 표본조사를 이용해 사람들이 식사를 통해 실제로 얻는 영양소의 양을 평가하는 연구에서 연구자들은 다음과 같은 결론을 내렸다.

"… 섭취하는 영양소만 평가하는 것은 부적절하다. 왜냐하면 음식의 다른 구성성분이 그 영양소가 인체 내에서 활용되는 생체이용률(약물이 전신 순환에 도달하는 속도와 양, 즉 흡수율)에 영향을 주기 때문이다. 파이테이트나 폴리페놀등 영양소가 아닌 음식 성분이 철분이나 아연의 생체이용률에 영향을 끼치고 간섭(체내로 흡수되는 것을 방해)을 일으킨다. 카로티노이드와 같은 전구체 영양소의 생물학적 변환 및 생리활성도 역시 활성화된 형태인 비타민A의 섭취량을 추정하는 데 영향을 미친다. 그렇기에 영양 섭취와 영양 상태 간의 연관성뿐만 아니라 불충분한 섭취를 부각시키기 위해 미량영양소 섭취를 평가하는 이러한 도전 과제를 다룰 때는 다른 전략이 필요하다."

이 말은 "영양소와 결합하는 물질이나 형태가 변하는 영양소와 같이 소화관 내에 있는 음식의 상호작용이 너무 복잡하다. 이로 인해 섭취량을 계산하는데 수년간의 조사로도 불충분하다"는 이야기다. 너무나 복잡해서 무슨 일이 일어나는지 우리는 정말로 모른다.

복합비타민, 복합미네랄, 복합식물영양소를 섭취하는 것이 의미가 있을까? 엽산, 비타민B$_{12}$, 비타민B$_6$, 나이아신, 비타민C, 비타민E, 철분, 아연과 같은 특정 영양소가 결핍되면 DNA의 모습이 마치 엑스레이 방사선에 의해 손상된 것처럼 보이며, 이것은 한 연구에 따르면 암 발생 위험요인을 증가시킨다. 이들 영양소의 결핍을 치료하면 DNA가 정상적으로 보인다. 이 영양소들은 DNA가 제대로 작동하도록 복원시키는 효소의 작용을 돕기 때문이다.

그러면 라이코펜과 같은 복합식물영양소가 들어 있는 종합비타민을 먹는 것은 건강에 도움이 될까? 57개의 연구에 따르면, 토마토 섭취량 또는 혈중 라이코펜의 수치와 암 발생 위험은 반비례한다. 다른 말로 표현하면, 토마토를 많이 섭취할수록 또는 토마토에 있는 라이코펜이라 불리는 식물영양소의 혈중 수치가 증가할수록 암 발생 위험이 낮아진다. 그 효과는 전립선암, 폐암, 위암에서 가장 크게 나타났고 췌장암, 대장암, 직장암, 식도암, 구강암, 유방암 및 자궁경부암에도 효과가 있는 것으로 나타났다. 게다가 우리 연구소에서는 수천 명의 사람들의 라이코펜 수치를 체크했는데 라이코펜 보충으로 혈중 수치가 올라가는 것을 확인할 수 있었다. 그렇다고 해서 건강기능식품의 추가 섭취가 이러한 효과를 보장한다는 뜻은 아니다. 그에 대한 연구는 더 진행되어야 한다! 그런데 위험성은 극히 적다. 또 다른 식물영양소인 쿼서틴은 비정상적인 전립선 세포의 증식을 느리게 하거나 심지어 멈추게 하는 효과가 있다.

미량영양소의 결핍에만 초점을 맞추는 낡은 생각을 떨쳐버리는 혁명은 한참 전에 시작되었어야 했다. 우리 몸에 필요한 최소한의 영양소 수준을 최대치처럼 사용하는 것은 어리석은 일이다. 영양 섭취와 관련된 과학은 몇 년 사이에 훨씬 복잡해졌다. 때문에 우리는 자신의 몸을 소홀히 대해서는 안 된다.

나는 영양섭취기준을 아예 무시하라고 조언하는 것이 아니다. 대부분의 영양소는 일정한 수준을 넘어서 과도하게 섭취하면 몸에 해를 끼칠 수 있기 때문이다.

PART **4**

건강기능식품의
섭취 요령과 선별 목록

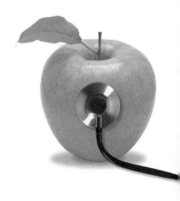

건강기능식품 섭취의
13가지 기본 원칙

우선, 내 책임에도 한계가 있음을 선언하고 시작하겠다. 나는 만성질환을 감소시킬 수 있는 건강기능식품에 대해서만 이야기할 것이다. 처방약과 건강기능식품의 상호작용이 있을 수 있기 때문에 건강기능식품 보충 섭취와 관련해서는 주치의와 상의하고 주치의의 권고를 따라야 한다.

여기서 나의 목적은 어떤 건강기능식품이 만성질환의 위험을 줄이고 최적 건강을 얻는 데 유익한지를 알려주는 것이다. 내가 권고하는 사항 중 일부는 깊은 연구를 통해 얻은 것으로 그 어떤 기준보다 권고 수준이 높을 것이다.

건강기능식품을 섭취하기 전에 알아두어야 할 점 몇 가지를 이야기하겠다.

1. 지나치면 모자란 것만 못하다

어떤 건강기능식품이든 최적의 섭취량이 있으며, 그 양은 사람마다 다르다. 만일 어떤 건강기능식품에 생리활성물질이 있다면 그것을 과량 섭취했을 경우 심각한 위험이 따른다.

관심 있는 성분의 함량이 더 높다는 단순한 이유로 건강기능식품을 선택하지는 마라. 사람들이 가장 흔히 저지르는 오류는 비타민B군과 관련된 것이다. 어떤 사람들은 비타민B군이 수용성이므로 무제한 섭취해도 상관없다고 생각하지만, 이것은 사실이 아니다.

2. '천연'은 '안전하다'는 뜻이 아니다

장사꾼들은 때때로 그들의 제품 설명서에 '천연'이라고 기입함으로써 마치 그 제품이 건강에 좋고 안전하다는 것을 보증하려 한다. 그러나 독버섯과 헤로인 같은 몇몇 물질은 천연물질임에도 당신을 죽일 수 있다.

3. 건강식품 전문 판매점 역시 상품 판매점이다

건강식품 전문 판매점에 진열되어 있다는 사실이 건강에 좋은 제품이라는 보증은 아니다. 이페드러, 즉 마황은 그 위험성이 알려진 한참 후에도 많은 건강식품 전문점에서 팔리다가 미국 정부에서 마황이 비정상 심박동 및 죽음과 연관이 있다는 근거로 금지하고 나서야 비로소 판매가 중지되었다. 광귤이라는 체중 감량 약제 역시 마황과 유사한 위험성이 있는 것으로 밝혀졌지만 지금도 팔리고 있다. 전 세계 건강식품 전문점에서는 인체에 해로운 작용을 할 수도 있는 약초(허브)를 쉽게 구할 수 있다. 심지어 어떤 나라에서는 그것들의 제조와 판매를 전혀 규제하지 않는다.

4. 다양한 허브가 섞인 제품은 피하라

어떤 제품에는 10가지 이상의 허브들이 들어 있다. 허브는 개별적으로 인체에 어떤 효과를 주는 것으로 알려진 식물이다. 논리적인 연결성 없이 여러 종류의 허브를 집어넣는 것은 제품을 값비싸게 보이려는 상술에 지나지 않는다. 그런 무작위 조합의 안전성을 뒷받침하는 문헌은 없다.

이와 같이 다수의 허브를 무작위로 선택 조합한 것은 수많은 연구를 거쳐 나온 복합비타민복합미네랄 보조제와는 완전히 다르다.

5. 건강기능식품이 어떻게 만들어지는지 체크하라

최고의 건강기능식품은 청결과 순도를 보증하는 엄격한 제조 지침에 따라 제조되고 포장된다. 모든 건강기능식품이 '최고'는 아니라는 것을 명심해야 한다.

6. 합성화합물질보다는 '식품'을 선택하라

최고의 건강기능식품은 실험실에서 합성한 화학물질이 아닌 천

연 재료를 압축하거나 농축해 만든다. 하지만 '최고' 등급 미만의
건강기능식품은 대부분 합성화합물질이다.

7. 유기농을 선택하라

농축된 식원료로 만들어진 건강기능식품을 선택할 때는 유기농
으로 경작된 것을 고르는 편이 더 안전하다.

8. 실제 영양소 함유량을 조사하라

성분표에 적힌 영양소의 양과 실제 건강기능식품 1회 분량에 함
유된 영양소의 양이 동일한 제조사의 건강기능식품을 구입하라.
이는 컨슈머랩닷컴(www.consumerlab. com)과 같은 사이트에서
확인할 수 있다. 그들의 연구 결과, 들어 있어야 할 영양소가 거의
없는 제품도 있었다.

9. 가격을 최우선 구매 기준으로 삼지 마라

가격이 싸다고 무턱대고 구입하지 마라. 가격보다는 영양학적
가치를 최우선으로 고려해야 한다. 나는 칼슘 보충제가 전혀 소화
되지 않은 채 환자의 위장 아랫부분에 남아 있는 것을 엑스레이로
본 적이 있다. 그 환자는 아마도 값싼 칼슘제를 구매함으로써 돈은
절약했을지 모르지만, 안타깝게도 그의 몸에는 칼슘이 하나도 흡
수되지 못했다.

10. 아유르베다 제품을 주의하라

이 경고는 인도의 건강 전문가에게서 나온 것이다. 2004년 〈JAMA〉에 실린 하버드 의대의 연구 결과에 따르면, 아유르베다 허브 약물 제품은 피하는 것이 좋다. 그리고 특히 남아시아에서 제조된 제품을 고를 때는 깐깐해져야 한다. 이들 제품에 대한 엄격한 테스트가 의무화되고 그 결과가 공표되기 전까지는 말이다.

하버드 의대 연구 팀은 아유르베다 제품 5가지 중 하나에는 잠재적으로 유해한 수준의 납, 수은, 비소가 들어 있다고 보고했다. 또한 이들 제품이 중금속 독성을 야기했다고 보고하는 문건이 많다. 그 이유는 전통적으로 아유르베다 의학을 펼치는 많은 사람들은 중금속이 유익하다고 믿었기 때문이다. 오늘날 우리는 중금속에 독성이 있다는 사실을 안다. 그러나 아직도 많은 아유르베다 보조식품에서는 중금속이 유해한 수준으로 발견된다.

11. 전문가의 말을 들어라

정보성 광고와 판매를 목적으로 한 간행물은 건강기능식품 관련 정보를 얻는 자료 출처로 적당하지 않다.

정평이 나 있는 학술 기관에서 나온 간행물은 신뢰해도 좋다. 이를 테면 〈버클리 뉴스레터〉, 〈하버드 멘스 헬스워치〉, 〈터프츠대학 건강과 영양 레터〉, 〈미국 공익과학센터의 영양행동건강 레터〉 등이 그 예다. UC버클리, 하버드, 터프츠는 평판이 좋은 대학이다.

하버드는 건강기능식품 판매업을 하지 않는다. 하버드에는 개인 간행물 발행인들이 많다. 물론 건강기능식품 분야에 대해서 좁은 시야로 논문을 쓰는 저자도 있지만 대개 공평하려고 노력한다.

12. 약물과의 상호작용을 조심하라

현재 먹는 처방약이 있다면 약사에게 가서 보충 섭취하려는 건강기능식품과 그 처방약 사이에 나쁜 상호작용이 있는지를 꼭 확인하라.

13. 알고서 선택하자

무엇을 먹고 있는지, 왜 그것을 먹어야 하는지 알아야 한다. 공부하고, 주치의에게 이야기하자(만일 그 주치의가 잘 모르면 다른 의사를 찾아라). 건강 위험도와 필요성에 대한 이해를 바탕으로 건강기능식품의 섭취 계획을 세워라. 뉴스에 나온다거나 친구가 먹는다는 이유로 뭔가를 섭취하지 말고 당신이 걸릴 위험성이 가장 높은 질환에 초점을 맞춰라.

만성질환의 위험을 줄이는
건강기능식품 선별 목록

이제부터 건강기능식품을 선별한 목록을 밝히겠다. 이 목록보다도 훨씬 다양한 건강기능식품이 상품 진열대에 놓여 있는 것을 알고 있지만, 여기에서는 만성질환의 위험을 줄이는 데 도움이 되는 건강기능식품만을 소개한다.

이 목록을 주치의에게 보여줘라! 거듭 요청하지만 제발, 건강기능식품을 먹기 전에 의사나 약사와 상담하라. 건강기능식품과 이미 먹고 있는 약의 상호작용을 확실히 알아볼 필요가 있다.

일부 건강기능식품에는 권장량을 포함했다. 이것들도 역시 의사와 약사에게 확인해보길 바란다. 새로운 연구 결과에 따라, 특히 복용할 수도 있는 다른 약물과의 상호작용에 따라 안전하고 효과를 내는 건강기능식품의 용량이 바뀌기 때문이다. 그리고 그 반대로, 의사가 새로운 약을 처방할 때는 지금 먹고 있는 건강기능식품과 함께 먹어도 아무런 문제가 없는지도 물어봐라.

섭취를 고려할 만한 건강기능식품은 다음과 같다.

1. 양질의 복합비타민, 복합미네랄, 복합식물영양소

영양학적으로 말하면 우리는 되도록 잘 먹어야 한다. 그런데 필수비타민과 미네랄은 수십 가지가 있고, 기타 중요한 식물영양소도 여러 가지가 있다. 우리는 이 영양소들을 음식을 통해 매일 얼마나 먹는지 정확하게 파악할 수 없다. 더구나 오늘날에는 잘 먹으려고 최선을 다하는 사람들조차 건강한 식사를 꾸준히 하기 힘든 실정이다. 이러한 형편을 고려하면 양질의 복합비타민, 복합미네랄을 섭취하는 것은 대부분의 사람들에게 이로울 것이다.

2003년의 한 연구 보고서는 복합비타민이 CRP(C-반응성 단백)를 감소시킨다는 사실을 밝혔다. 출생 전 태아의 비타민 복용은 소아암의 위험요인을 줄이는 것으로 나타났으며, 영양결핍을 치료하면 DNA 손상을 막을 수 있다는 연구 결과도 있다. 이 연구를 수행한 사람들은 "복합비타민을 섭취하는 것이야말로 아주 저렴한 비용으로 수명을 늘리는 방법"이라고 결론지었다.

2. 오메가-3지방산

지난 세기 동안 우리의 식단에서 오메가-6지방산과 오메가-3지방산의 균형은 완전히 깨졌다. 전통적인 지중해식 식단 또는 그리스식 식단에서는 대략 오메가-6지방산과 오메가-3지방산의 양이 같았다. 그러나 현재 우리는 트랜스지방과 같은 가공된 지방을 엄청 많이 먹기 때문에 오메가-3지방산의 약 20~30배가 넘는 오메가-6지방산을 섭취하고 있다. 오메가-6지방산은 만성질환의 원인이 되는 염증을 일으키는 경향이 있다. 이 비정상적인 비율을 바로 잡으려면 오메가-3지방산이 풍부한 연어나 카놀라유 같은 음식을 먹어야 한다.

오메가-3는 여러 다른 효능도 있다. 고혈압, 인슐린저항성, 염증, 심장마비 사망률, 알츠하이머병 등을 줄여준다. 또한 간, 심장, 지방, 뇌의 유전자 발현에도 영향을 끼친다. 오메가-3지방산은 수명을 연장하는 효과가 있다. 이것은 칼로리 섭취를 제한함으로써 수명이 늘어나는 것과 관련 있는 똑같은 분자를(이를 테면 장수유전자 시르투인의 발현 단백질) 오메가-3지방산이 제어하기 때문이다 (이것은 칼로리 섭취를 제한하지 않고 오메가-3지방산으로도 똑같은 장수 효과를 얻을 수 있다는 것을 의미한다). 오메가-3지방산은 수많은 자가면역질환을 둔화시키고, 대장암의 위험을 낮추고, 전체적으로 암의 위험도를 줄여준다. 하지만 앞에서도 말했듯이 오메가-3지방산을 섭취하기 전에 반드시 주치의와 상담하라.

3. 칼슘 보충제

칼슘이 건강한 골격을 유지하는 데 도움이 된다는 사실은 우리 모두가 알고 있다. 하지만 그것이 전부가 아니다. 칼슘은 고혈압을 낮추는 데도 도움이 된다(코엔자임Q10, 마늘, 비타민C도 고혈압에 효과적일 수 있다). 칼슘은 인슐린저항성을 줄이는 데도 도움이 되는 것으로 알려져 있다. 미국 국립보건원에 따르면, 칼슘을 건강기능 식품으로 섭취하면 대장암의 위험을 줄일 수 있다.

4. 아마씨

아마씨는 높은 콜레스테롤을 낮추는 데 도움이 되는 것 같다(칼슘, 생선 기름, 마그네슘, 귀리 역시 그러하다).

5. 비타민B군

비타민B군은 높은 호모시스테인 수치를 낮춰준다. 엽산(비타민B9)은 대장암의 위험도 낮추어준다. 그런데 어떤 연구에서는 비타민B군을 용량 제한 없이 섭취해서는 안 된다고 지적한다. 양질의 복합비타민에는 심장질환과 관련 있는 염증 물질인 호모시스테인을 낮추는 데 필요한 양의 엽산과 비타민 B12가 들어 있다. 엽산을 식사에 보충하면 혈관 기능 역시 향상된다.

6. 실제 식물 재료 제품

일부 제조사에서 제공하는 건강기능식품에는 식물 재료가 들어 있다. 물론 이것이 과일과 채소의 일일 권장량(7~9분량)을 대체하지는 못하지만 도움이 된다. 이런 건강기능식품에는 염증을 줄이는 식물영양소가 들어 있다. 식물영양소에는 헤스페리딘(감귤류의 껍질에서 추출한 비타민P의 일종), 쿼서틴, 레스베라트롤, 엘라그산, 안토시아닌, 설포라판, 카로티노이드 등이 있다. 식물영양소의 방대한 효능을 나열하려면 책 한 권을 별도로 써야 할 정도이기 때문에 식물영양소는 "만성질환의 위험을 확실히 줄여준다" 정도로만 설명하겠다.

7. 비타민D

비타민D는 여러 종류의 암을 줄여주는 것으로 알려져 있으며, 권장량도 점점 높아지고 있다. 비타민D는 하루에 적어도 1000IU에서 2000IU 정도는 보충해야 한다. 훨씬 더 높은 수치가 이상적임을 시사하는 연구 결과도 있다.

비타민D는 또한 심장을 튼튼하게 만든다. 골다공증, 고혈압, 섬유근육통, 피부 염증질환, 당뇨병, 다발성 경화증, 류머티즘성관절염의 위험도 감소시킨다. 비타민D는 항염증 효과가 있기 때문에 전립선암을 포함해 여러 암의 위험을 줄인다.

복합비타민에 비타민D의 함유량이 1000IU가 채 안 된다면 추가해서 섭취하는 것도 고려해보라. 특히 노인이거나, 햇볕을 많이 쬘 수 없거나, 북위 35도 위쪽(또는 남위 35도 아래쪽 뉴질랜드, 태즈메이니아, 파타고니아들)에 사는 경우에는 더욱 그러하다. 비타민D 수치가 낮으면 사망률이 높아진다는 근거도 있다. 비타민D의 혈중 수치는 최소 37ng/ml(미국), 또는 대략 90_{nmol}(미국 외) 이상인 것이 좋다.

8. 크롬

크롬은 경구 섭취 시 인슐린저항성을 감소시킬 수 있다. 또한 당뇨병으로 진단받았을 때도 사용할 수 있다. 단, 반드시 의사와 상의한 후 사용해야 한다. 하루에 500mcg씩 두 번, 2개월간 처치를 시행해보니 평균혈당치(HbA1c, 당화혈색소)를 현저하게 떨어뜨리는 것으로 나타났다(당뇨병의 위험도를 줄이는 데 도움이 될 수 있는 또 다른 건강기능식품으로는 오메가-3지방산, 귀리, 귀리 겨, 칼슘, 마그네슘, 비타민D 등이 있다). 크롬 피콜린산은 또한 콜레스테롤과 중성지방도 줄일 수 있다.

9. 식이섬유

식이섬유는 인슐린저항성, 심장질환의 위험성을 줄여준다. 그리고 그 효과에 대해서는 논란의 여지가 있지만 아마도 대장암의 위험을 줄일 수 있다.

10. 마그네슘

마그네슘은 인슐린저항성과 염증을 줄이는 데 도움을 주는 것으로 알려져 있다. 그러나 양질의 복합비타민을 먹고 있다면 충분한 양의 마그네슘을 섭취하고 있을 것이다.

11. 코엔자임Q10

코엔자임Q10이 울혈성 심부전증을 완화하는 데 도움을 준다는 것을 보여주는 연구가 있지만 아직은 논란의 여지가 있다. 코엔자임Q10은 혈압을 낮추고, 파킨슨병 증상을 완화시키고, 면역 기능을 향상시키는 데 도움을 준다. 코엔자임Q10은 항산화제이자 동시에 항염증제다.

12. 비타민E

비타민E는 염증 촉진 사이토카인(염증 표지자)과 CRP를 낮춤으로써 염증을 줄이는 것으로 알려져 있다. 따라서 염증이 심혈관질환의 주요요인임을 고려하면 비타민E를 다른 항산화제와 조합해서 적절히 사용하면 질병을 감소시킬 수 있을 것이다. 앞으로 진행될 연구에서는 이 점을 고려하기를 희망한다(비타민E의 가장 좋은 원료는 알파·베타·델타·감마 토코페롤로 불리는 아주 다양한 형태들이 포함된 것이다).

일부 허술한 연구에서는 비타민E가 위험하다고까지 지적했다.

이 연구자들은 비타민E의 다른 이점을 전혀 알지 못하고 있는 것이 분명하다. 비타민E는 전립선암과 위암의 위험을 줄이고, 알츠하이머병의 악화 속도를 늦추고, 노인층에서 면역체계의 기능을 향상시키는 것으로도 알려져 있다.

13. 라이코펜

전립선암과 폐암의 위험을 줄인다. 또한 위암, 췌장암, 대장암, 직장암, 식도암, 유방암, 구강암, 자궁경부암 등의 위험요인을 줄이는 데도 관여한다.

14. 녹차 폴리페놀

콜레스테롤과 중성지방 수치를 낮춘다. 또한 유방암, 방광암, 식도암, 췌장암의 위험을 낮추고 알츠하이머병이나 파킨슨병과 같은 두뇌활동 감퇴의 위험을 낮춘다. 게다가 녹차는 항암 및 항염증 효과가 있는 것으로 알려져 있다.

15. 마늘

고지혈증, 고혈압, 전립선암의 위험을 낮춘다.

16. 셀레늄

전립선암, 폐암, 대장암의 위험을 줄여준다.

17. 비타민C

위암의 위험을 줄인다. 또한 뇌졸중의 위험을 줄이고 비타민E와 함께 심혈관질환의 위험을 낮춘다.

18. 글루코사민

골관절염과 염증의 위험을 낮춘다.

19. 레스베라트롤

포도 껍질에 있는 것으로 만성염증을 줄여준다.

20. 석류

동맥경화의 진행을 늦출 뿐만 아니라 본래 상태로 회복시키는 식물성 물질을 많이 함유하고 있다.

21. 커큐민(매운 강황에 들어 있는)

항산화제이자 항염증제로서 뇌와 신경의 기능을 보호하며, 영양 유전체학적 수준에서도 효과가 있다.

22. 루테인과 제아산틴

성인 실명에 이르게 하는 유해 화학물질로부터 망막을 보호한다.

23. 은행잎

몇몇 약물과 상호작용이 있지만, 알츠하이머병의 진행을 늦출 수도 있다.

24. 쿼서틴

염증을 줄여주고 전립선암의 위험을 줄이는 것으로 알려져 있다.

앞에서 얘기한 건강기능식품 섭취의 13가지 주의사항을 마음속에 새기고 평판이 좋고, 임상적으로 확인 가능하고, 유기농으로 재배한 원료나 유기농에 가까운 원료를 농축한 형태로 만든 제품을 찾아보라. 식원료를 농축한 건강기능식품은 합성 제품에 비해 훨씬 비싸지만 그만한 값어치가 있다. 왜냐하면 시너지 효과를 내면서 작용하는 식물영양소를 많이 포함하고 있기 때문이다.

그러나 식습관도 나쁘고 생활습관도 좋지 않은데 건강기능식품이 모든 것을 바로잡아줄 것이라는 착각은 하지 마라! 건강기능식품은 식습관이나 생활습관이 바로잡힌 상태에서 섭취했을 때 더욱 효과를 발휘하게끔 설계되어 있다. 건강기능식품은 우리의 영양학적 게임 전략에서 틈을 허용하지 않는 백업 선수와 같다. 건강기능식품 없이 최적 건강을 달성하기는 매우 어렵다!

권장하는
기초 건강기능식품

당신은 위에서 만성질환에 도움이 되는 건강기능식품 '메뉴'를 훑어보았다. 이제는 생활에 어떻게 적용해야 할지 알고 싶을 것이다. 어떤 약을 먹여야 하는지는 사람마다 다르다. 즉 과거력, 현재의 건강 문제, 현재 복용하는 약, 알레르기 여부, 가장 위험도가 높은 질병 등에 따라 다르다. 여기에 거의 모든 사람들에게 권장되는 기초 건강기능식품을 소개한다. 당신은 자신의 건강 상태 및 위험도에 따라 항목을 변경하거나 추가할 수 있다.

1. 양질의 복합비타민, 복합미네랄, 복합식물영양소

비타민, 미네랄, 미량원소 및 식물영양소는 서로 함께 작용하기 때문에 소수의 영양소를 따로 섭취하는 것보다는 균형 있는 종합비타민 제품을 먹는 것이 가장 좋다. 더군다나 한두 알 정도 삼키기만 하면 되기에 더 간편하다.

종합비타민 섭취를 지지하는 더욱 흥미로운 사실들이 있다. 비타민C, 비타민E, 베타카로틴, 아연은 특히 노인에게 있어서 실명의 주요 원인인 황반변성의 진행을 지연시킨다. 남성 흡연자가 비타민E를 섭취하면 전립선암의 위험도가 감소하고, 베타카로틴을 음식으로 거의 섭취하지 않고 건강기능식품으로 먹는 경우에도 전립선암 발생 위험률이 낮아진다. 혈장 내 비타민 B_6의 수준이 높다면 대장암의 위험요인을 줄일 수 있다.

2. 오메가-3지방산

오메가-3지방산 건강기능식품은 보통 어유(생선 기름)의 형태로 제공된다. 오메가-6지방산과 오메가-3지방산의 불균형을 교정함으로써 건강상 효과를 얻기 위해서는 성인의 경우 하루에 1,000mg의 오메가-3지방산을 섭취해야 한다(성인은 오메가-3지방산의 두 형태 중에서 DHA에 비해 EPA가 도움이 된다). 식물 형태의 오메가-3지방산, 즉 알파-리놀렌산은 심장돌연사의 위험도를 줄이는 것으로 알려져 있다.

3. 건강기능식품의 형태로 제공하는 과일과 채소

이것이 만성질환의 위험을 현저하게 줄이는 것으로 알려진 다양한 식물영양소(필수비타민과 미네랄을 뛰어넘어서)를 확실하게 얻을 수 있는 이상적인 방법이다. 확실히 얻을 수 있는 몇몇 식물영양소 는 쿼서틴, 석류, 라이코펜 및 녹차 폴리페놀 등이다.

4. 칼슘과 비타민D 관련 건강기능식품

칼슘과 비타민D는 식사 중에 함께 먹으면 골밀도를 증가시키고 엉덩이 골절이나 비척추성 골절을 방지한다. 낮은 비타민D 수치 는 여러 암과도 연관성이 있다. 또한 고혈압과 여러 다른 질환의 위험도와도 관련 있다. 비타민D와 칼슘은 당뇨병이 없는 성인에 게서는 인슐린저항성과 염증을 줄인다.

그 외 이럴 땐 건강기능식품을 추가 섭취하라!

- 만일 진행성 골관절염의 위험요인이 있다면 글루코사민을 추가하라. 글루코사민이 염증을 감소시키는 효과가 크다.
- 심장질환이나 파킨슨병의 위험성이 있다면 코엔자임Q10을 건강기능식품 섭취 계획에 추가하라.
- 콜레스테롤이 문제라면 아마인유와 마늘을 추가하라.
- 암, 알츠하이머병, 치매 또는 파킨슨병의 위험요인이 높다면 녹차 건강기능식품(폴리페놀) 추가를 고려하라.
- 인슐린저항성 또는 심장질환의 위험요인이 있다면 크롬을 추가하라.

PART 5

최적 건강을 향한
건강관리혁명

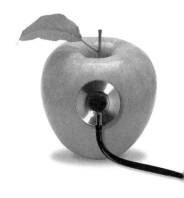

최적 건강을 성취하기 위한
현실적인 계획

우리의 혁명이 성공하려면 올바른 기본원칙을 세워야 한다. 최적 건강관리 혁명의 기본원칙은 8개의 기둥으로 구성된다.

이 기본원칙들을 이해하는 것은 대단히 중요하다. 오늘날에는 그릇된 건강 정보가 난무하고, 전문가인 척하는 사람들의 의견에 솔깃해하는 경향이 있기 때문이다.

누구나 의견을 가질 수 있다. 사촌이 10년 더 살게 해줄 비법이라며 자신의 경험을 얘기할 수도 있고, 대중매체는 새로운 의학적 발견에 대해 근거 없는 공포심을 불러일으키면서도 한편으론 특효가 있다는 식으로 정반대로 해석되게끔 애매하게 정보를 쏟아내기도 한다. **최적 건강이란 유전적 요인, 개인 병력, 주어진 환경에서 도달할 수 있는 최상의 건강 상태**를 말한다. 최적 건강을 이루기 위한 기초는 엄마의 배 속에 있을 때부터 다져져야 한다. 태아 시기의 건강 상태가 유아기뿐만 아니라 성인기의 건강에도 영향을 미친다는 여러 연구 결과가 있다. 그러나 설령 기초가 튼튼하게 잡혀 있지 않더라도 더 나은 건강 상태를 위한 의미 있는 변화를 하기에는 너무 늦었다고 절망할 필요는 없다. 과거를 바꿀 수는 없지만 과거에 입은 물리적 손상을 되돌릴 수는 있기 때문이다. 유전자 자체를 (아직까지는) 바꿀 수는 없지만, 발현되는 유전자의 형질은 확실히 변경할 수 있다. 도시 전체나 나라 전체의 환경을 변화시킬 힘은 없을지 모르지만 집이나 사무실의 환경은 개선할 수 있듯이 말이다.

당신이 물려받은 유전자는 건강에 중요한 요소이지만 당신의 운명을 절대적으로 결정하지는 않는다. 이를 이해하기 위해서는 제노타입(genotype)과 페노타입(phenotype)이라는 키워드를 알아야 한다. 제노타입은 부모에게 물려받은 유전적인 기질, 즉 유전형질이다. 이에 반해 페노타입은 각자의 환경요인과 삶의 영향을 받아 유전자가 발현되는 것이다. 당신의 할머니가 100세까지 살았다 해도 당신은 그녀가 살던 세상과는 다른 세상을 살아가고 할머니와는 다른 생활방식을 추구해 그렇게 오래 살지 못할 수도 있다. 반대로 당신 가족 중 몇몇이 어떤 만성질환으로 쓰러졌다고 해서 당신이 꼭 그 병을 앓게 되는 것도 아니다. 가족력이 암시하는 높은 위험요인을 상쇄하는 다른 요인이 있을 수 있기 때문이다.

나는 전 세계 수천 명을 최적 건강으로 이끈 수십 년의 임상경험을 8가지의 간결한 원칙으로 농축시켰다. 여기에는 마법의 탄환, 즉 특효약도 약속의 땅으로 가는 지름길도 없다. 오직 최적 건강을 성취하기 위한 현실적인 계획을 제공할 뿐이다.

기둥 1_ 만성질환의 위험요인 줄이기

위험요인이란 질병으로 발전할 가능성을 높이는 생활습관, 생물학적 기질 또는 특성을 말한다. 예를 들어 흡연은 폐암의 위험요인이다. 만성질환의 위험요인은 아주 많다. 그런데 삶의 한두 가지 면만 개선하면 건강상의 문제를 해결할 수 있는 것으로 알고 있는 이들이 많다. 예를 들면 사람들은 건강의 핵심 요소가 올바른 식습관과 규칙적인 운동이라고 알고 있다. 식사와 운동은 최적 건강의 결정적인 요소가 맞다. 하지만 만성질환의 위험요인 중 일부일 뿐이다. 그렇기에 우리는 모든 위험요인을 알고 대처할 필요가 있다.

피츠버그대학에는 체중 감량에 성공하고 5년 이상 그 체중을 유지해온 수천 명의 데이터베이스가 있다. 이는 체중을 감량한 후에도 그 체중을 유지하는 사람들이 드물다는 통설을 완전히 뒤집는 것이다. 미 농무부 전 차관보에 따르면, 이들의 90%가 섭취 열량을 제한하고 운동을 병행함으로써 감량한 체중을 유지할 수 있었다. 하지만 식사요법만으로 체중을 유지할 수 있었던 사람은 9%, 운동만으로 체중을 유지할 수 있었던 사람은 1%밖에 되지 않았다.

기둥 2_ 운동

소파에 누워 있는 것만 좋아하는 사람들에게 운동이란 단어는 두려움과 혐오감의 대상일 테지만, 운동은 만성질환을 물리치는 데 꼭 필요한 활동이다. 운동에도 유행이 있다. 스텝 유산소운동, 저충격 유산소운동, 댄스 유산소운동, 킥복싱, 공 운동… 그다음엔 무엇인가? 스카이콩콩 파티? 나는 이러한 풍조가 마음에 들지 않는다. 왜냐하면 매번 새로운 유행을 좇는 데 들어가는 비용과 그것을 익히는 데 걸리는 시간을 계산하다가 결국 아무것도 시작하지 못하는 사람들을 왕왕 보기 때문이다.

몸을 움직이는 것을 좋아하지 않는 사람들은 대부분 "운동할 시간이 없다"고 말한다. 이것은 '자칭 전문가'들이 운동을 '체계적이고 돈이 드는 활동'으로 한정 지어 정의를 내려왔기 때문이기도 하다. 그런데 기쁜 소식이 있다! 운동을 위해 많은 시간을 짜낼 필요가 없다는 것이다. '일상에서 하는 운동'만으로도 만성질환의 위험성을 줄일 수 있다는 증거가 있다. 다음은 일상에서 실천할 수 있는 운동의 몇 가지 예다.

- 엘리베이터나 에스컬레이터 대신 계단을 이용하자. 15층에 올라갈 때 12층까지는 엘리베이터를 이용하고, 12층부터 15층까지는 계단으로 올라가자.
- 차를 주차할 때 되도록 건물 출입구에서 멀리 떨어진 바깥쪽

구석 자리에 주차하고 출입구까지 걸어가자(이렇게 하면 차 문에 흠집이 나는 일도 방지할 수 있다).

- 전철이나 버스로 출근한다면 한두 정거장 앞에서 내려 걸어가자.
- 가족과 함께 산책하거나 아이들과 밖에서 뛰어놀자.
- 무용이나 스포츠댄스를 배워라. 무용이나 댄스 학원을 다니며 10kg을 감량하고 줄어든 체중을 유지하면서 즐겁게 지내는 사람이 많다.
- 바퀴 달린 가방을 끌고 다니는 대신 어깨에 메는 가방을 이용하자.

위와 같은 활동은 심혈관계 건강에 유익하고 칼로리를 소모시켜 체중을 줄이거나 유지하는 데 도움을 준다. 물론 헬스클럽에서든 집에서든 체계적이고 규칙적으로 운동하는 것이 가장 바람직하지만, 그것이 불가능하다면 일상에서 실천할 수 있는 운동을 더 해보라. 이는 시간과 비용을 거의 들이지 않으면서도 만성질환의 위험을 현저히 낮출 수 있는 방법이다.

심혈관 건강에 좋은 운동이 당뇨병, 대장암, 치매, 심장병(걸을 때조차 힘든), 뇌졸중, 골다공증 등의 질병과 건강 악화로 이어질 수 있는 위험을 줄인다는 사실은 과학적 연구 결과를 통해 입증되었다. 심혈관 건강에 좋은 운동은 또한 노인들의 사망률을 낮추고,

심지어 노화를 (어떤 연구자에 따르면 12년이나) 지연시키는 것으로 밝혀졌다.

운동이 건강에 가장 크게 기여하는 것 중 하나는 염증을 줄이는 것이다. 여가 시간에 즐기는 신체활동은 만성염증을 감소시킨다. 노인들은 단 6분 동안 빨리걷기를 하는 것만으로도 염증이 감소하는 것으로 나타났다. 운동과 함께 항산화제를 비롯한 건강기능식품을 복용한다면 더 큰 항염 효과를 거둘 수 있다.

요컨대 운동이 최적 건강에 도달하는 데 엄청난 도움을 준다는 사실은 과학적으로 입증되었다. 근력운동이나 팔굽혀펴기와 같은 근저항성 운동(무산소운동)과 걷기·달리기·수영·자전거 타기 등 심장박동수를 올리는 심혈관 운동(유산소운동)이 모두 유효하다.

기둥 3_ 양질의 대량영양소

대량영양소란 식사를 통해 섭취하며 대부분 신체를 구성하는 영양소를 말한다. 즉 탄수화물, 지방, 단백질이다. 양질의 대량영양소를 섭취하려면 이들 영양소의 종류를 올바로 알고, 알맞은 비율로 섭취해야 한다. 최적 건강을 성취하려면 양질의 원료에서 얻은 적당한 양의 대량영양소를 섭취할 필요가 있다. 미 국립과학원 산하 의학연구소에서는 성인 기준으로 하루 식사에서 탄수화물은 45~65%, 지방은 20~35%, 단백질은 10~35% 비율로 섭취할 것을 권장한다.

식이섬유도 매일 충분히 섭취해야 한다. 섭취 비율은 그때그때마다 반짝유행하는 다이어트 방법마다 권고 수준이 들쭉날쭉하다. 그 이유는 이들 다이어트 방법이 낡고 조악한 과학적 사실 혹은 저자 임의로 연구해 추측한 내용에 기반하고 있기 때문이다.

최적의 건강 상태에 도달하기 위한 최선의 선택은 유기농 원료로 만든 음식을 섭취하는 것이다(이는 영양가도 더 많을 것이다). 상업적으로 키우고 가공한 식품에는 보통 건강에 해로운 여러 가지 화학물질이 들어 있다. 대량으로 생산된 소, 돼지, 닭고기에는 호르몬, 제초제, 살충제, 항생제가 잔존한다. 유기농이 아닌 유제품에도 비슷한 화학물질이 들어 있다. 유기농 방식으로 재배하지 않은 과일과 채소에도 제초제와 살충제가 들어 있다.

유기농으로 재배된 것이 아니어도 날마다 7~9분량(4~5컵) 이상의 채소와 과일을 계속 먹는 것이 좋다. 왜냐하면 혹시 잔존해 있을지 모르는 화학물질의 위험성보다 채소와 과일에 함유된 식물영양소가 우리 몸에 가져다줄 이득이 더 크기 때문이다. 채소와 과일은 그 자체로서 항염증제다.

그리고 가공 포장된 식품의 섭취를 되도록 줄여야 한다. 그런 식품들은 거의 언제나 값싼 저질 기름으로 만들어진다. 이러한 저질 기름은 염증을 잘 일으키며, 인체가 흔히 이물질로 인식하는 다량의 화학물질과 합성물질을 함유하고 있다.

한 가지 마지막으로 다뤄야 할 문제가 있다. 바로 '섭취량'이다.

나는 당신이 무엇을 먹을지를 결정할 때는 매우 다양한 선택의 기회를 갖기 바란다. 스트레스와 시간적 제약을 받는 현대인들이 엄격한 식단을 고수하기는 힘들기 때문이다. 하지만 당신이 궁핍함이나 지속적인 허기를 느끼지 않는 선에서 섭취량을 조절할 수 있기를 바란다.

기둥 4_ 양질의 미량영양소

먹는 것의 대부분이 대량영양소와 관련 있다면, 미량영양소는 우리가 먹는 음식에서 소량이긴 하나 대단히 중요한 영양소다. 미량영양소에는 비타민, 미네랄뿐만 아니라 파이토뉴트리언트(파이토케미컬로도 불림), 즉 식물영양소(식물 내재 영양소)도 포함된다. 접두어 '파이토(phyto)'는 식물을 뜻하는 그리스어에서 유래한 것이다.

식물영양소는 비타민이나 미네랄로 정의되지는 않지만 식물에서 발견되는 유효한 영양소들, 이를테면 라이코펜 같은 영양소를 일컫는다. 비타민이나 미네랄과 마찬가지로 식물영양소도 건강기능식품을 통해 섭취할 수 있다. 물론 되도록 음식을 통해 많은 미량영양소를 섭취하는 것이 가장 바람직하며 '건강한 식사'의 핵심 요소임은 두말할 필요가 없다.

하지만 만성질환을 줄이는 효과를 발휘할 정도로 충분하게 미량영양소를 섭취하려면 건강기능식품으로 보충해줘야만 한다. 음식 섭취만으로 미량영양소의 최적 수준을 얻기는 힘들다. 특히 코엔자임Q10과 같은 지용성 항산화제는 더더욱 그렇다. 만일 당신이 식사만으로 코엔자임Q10의 최적량을 얻으려 한다면 상당한 양의 고지방식을 해야 하는데, 그것 자체가 하나의 위험요인이 될 것이기 때문이다.

건강기능식품으로 미량영양소를 섭취하는 데 있어 주의할 점은 비타민과 미네랄에 대한 공식적인 영양 지침을 올바로 이해하는 것이다. 이들 지침은 '영양섭취기준'으로 표현된다. 가공식품이나 건강기능식품의 라벨에 인쇄되어 있는 영양성분표는 유용하기는 하나 그 양은 구루병, 괴혈병, 각기병과 같은 비타민 결핍 증상을 예방하는 데 필요한 최소량에 기초를 두고 있다는 사실을 알아야 한다. 당신 이웃 중에 몇 명이나 이런 질병을 앓고 있는가? 아무도 없다고? 그 이유는 현대사회에서는 거의 모든 사람들이 이런 결핍증을 피할 수 있을 만큼 충분한 양의 칼슘, 비타민C, 비타민B_1을 섭취하기 때문이다. 그러나 이는 단지 건강 상태를 유지할 수 있는 최소한의 미량영양소를 섭취하고 있다는 것을 의미한다. 최적 건강은 다른 문제다. **최적 건강관리 혁명의 목표는 단지 결핍증을 예방하는 것이 아니라 오늘날 수많은 사람들의 목숨을 앗아가는 만성질환을 예방하는 것이다.**

기둥 5_ 심적·정신적 건강과 긍정적 태도

행복하고 희망적인 사람들이 늘상 우울하고, 화를 잘 내고, 두려움이 많고, 비관적인 사람들보다 더 건강하게 오래 산다는 사실을 우리는 오래전부터 알고 있었다. 구두쇠 스크루지 영감은 한밤중에 얻은 깨달음 덕분에 더 나은 사람이 되었을 뿐만 아니라 아마도 자신의 수명까지 연장했을 것이다.

이런 현상은 기적이 아니다. 최근의 과학적 연구 결과는 그 생리학적 인과관계를 정확히 지적하고 있다. 우울증은 신체적정신적 건강을 악화시키는 두 개의 호르몬 경로를 자극한다. 건전하고 참된 신앙심을 간직한 사람들이 더 오래 더 나은 삶을 산다는 사실을 밝힌 연구논문도 1,200개나 된다. 이것은 아마 방금 언급한 두 가지 호르몬과 부분적으로나마 관련이 있을 것이다. 이는 듀크대학, 국립보건원(NIH), 하버드 의과대학 등에서 연구되고 있을 만큼 아주 흥미 있는 연구 분야다.

인간의 심적정신적 건강이 인체생리학적 건강까지 지배한다는 것은 이제 의심의 여지가 없는 사실이 되었다. 어떤 과학자들은 심적정신적 건강을 영(靈)에 속하는 주제라며 토론조차 꺼리고, 아예 인문사회과학의 영역으로 취급해버린다. 보편적인 지식이었다가 결국 실효성이 없는 것으로 밝혀진 많은 의학적 관행들(예를 들어, 한때 폐경기 여성들은 심장병의 위험요인을 줄이기 위해 호르몬제를 처방받았지만, 추후의 연구 결과 효과가 없음을 알게 되었다)보다 훨씬 더 믿을 만한데도 그들은 근거를 객관적으로 살펴보려고 하지도 않는다.

그러니 그냥 한번 시도해보라. 몸을 움직여 운동하듯 당신의 마음을 훈련시켜라. 그리고 그것을 당신이 건강해지는 데 이용해보라. 그래도 믿음이 생기지 않는다면 되도록 당신의 삶에서 긍정적인 것들을 강조하라. 정신적인 일을 하든 하지 않든 만성적으로 우울하고, 겁 많고, 걱정 많고, 화를 잘 내고 비관적이라면 당신의 정신 상태가 육체적 건강을 해칠 것이고 수명을 단축시킬 수 있음을 받아들여라. 이런 심적정신적 질병을 치료하는 방법도 많다. 그 치료법들을 잘 활용하면 더 나은 삶을 살 수 있을 뿐만 아니라 목숨을 구할 수도 있다.

기둥 6_ 충분한 수면과 휴식

최적 건강을 떠받치는 8가지 기둥 중에서 이 기둥을 가장 튼튼하게 세워야 할 것 같다. 현대인들은 충분한 수면을 취하지 못하기 때문이다. 우리는 선조들이 누렸던 9시간 30분의 수면 시간이 모두 필요하지는 않지만 6시간 이상은 꼭 필요하다. 잠자며 휴식을 취하는 동안 육체 건강과 정신 건강에 모두 필요한 여러 생화학적 반응들이 일어나기 때문이다. 예를 들면, 렙틴과 그렐린이라는 호르몬은 수면의 양에 영향을 받는다. 수면 부족은 렙틴의 감소, 그렐린의 증가와 관계 있고 두 경우 다 식욕을 증가시키는 결과를 가

져온다. 따라서 수면 시간을 좀 더 늘린다면 강박적인 식사장애를 덜 겪을 것이다. 충분한 수면이 얼마나 중요한지 보여주는 연구 결과들 중 몇 가지만 여기에 소개하겠다.

- 만성적인 수면 부족은 수명을 단축시킬 수 있다.
- 수면은 사고 기능, 당 대사, 면역 기능 등에 영향을 미친다.
- 매일 밤 누적된 수면 부족은 심각한 건강 문제로 발전할 수 있다. 만성적인 수면 부족은 만성염증의 증가와도 연관된다.
- 수면성 무호흡은 심장병의 위험도를 증가시키는 것으로 알려져 있는데, 이것은 부분적으로 염증 증가와 관련이 있다.
- 불충분한 수면은 비만의 위험성 역시 높인다.

최적의 수면 시간은 성인의 경우 7~8시간이다. 일주일에 하루 몰아 쉬는 것보다 매일 밤 조금 더 길게 휴식을 취하는 것 역시 최적 건강을 성취하는 데 도움이 된다.

기둥 7_ 양질의 의료

"저는 일주일에 40km씩 뛰고 비타민을 한 주먹씩 먹어요. 너무 건강해서 20년 동안 병원에 가본 적이 없습니다."

사람들이 이렇게 말하는 것을 들으면, 움찔 놀란다.

'음, 20년 동안 병원에서 의사의 진단을 받아본 적이 없는 사람

이 어떻게 자기가 건강하다는 것을 알 수 있을까?'

이는 사람들이 "최적 건강으로 이르는 길을 막고 서 있는 것은 오로지 두세 가지의 위험요인뿐"이라고 생각한다는 것을 보여주는 또 하나의 예다. 실제로 심장병과 암의 조기검진의 중요성은 말할 것도 없고, 이들 질병의 몇 가지 위험요인은 혈액검사를 통해 의사만이 진단해줄 수 있다.

의학 전문가이자 이 책의 저자로서 내가 가장 우려하는 일은 당신 주치의 자리에 당신이 위치하는 것이다. 당신의 주치의가 당신이 좀 더 확고한 믿음을 가지고 건강을 관리할 수 있도록 도와주기를 바란다. 그리고 당신이 정기적으로 건강검진을 받기를 바란다. 의사들은 돌팔이들이 결코 할 수 없는 수천 가지 방법으로 우리의 생명을 구하고 연장할 수 있다.

기둥 8_ 건강한 환경과 양호한 위생

대기오염은 여러 가지 상기도질환 및 암과 관련이 있다. 심장병 위험요인의 증가와도 관계가 있다. 이 문제를 해결할 한 가지 방책은 남극이나 남태평양의 섬으로 이사하는 것이다. 불행히도 그렇게 할 형편이 되는 사람은 거의 없다. 그렇기 때문에 그 지역들이 오염되지 않은 것이다. 사람이 거의 없고 산업이 발달되지 않은 곳이기 때문에.

대기오염은 국지적으로 일어날 수 있어서 당신의 가정이나 직장에 발생할 수도 있다. 예를 들어 새로 지은 집에는 화학가스가 들어찰 수 있다. 그 화학가스는 라돈 가스로, 주택의 바닥이나 주변의 흙에서 방출되며 지하실에 스며들 수 있다. 이것은 특히 흡연자들에게는 폐암의 주요 원인이 될 수 있으므로 주의하고 관리해야 한다. 만약 가정이나 직장에서 대기오염을 피할 수 없다면 공기청정기 구매를 고려해볼 수 있다.

대기오염만이 문제가 아니다. 수질오염은 더욱 심각하다. 식수에서 발견되는 폐기된 약물이 전 세계적으로 문제가 되고 있다. 어떤 기사에 따르면 연간 2억 5,000만 파운드(약 11만 3,000여 톤)의 약물이 미국 상수도 시설에 버려지고, 4,600만 미국인들이 정수 시스템이 제거하지 못하는 약품에 노출되어 있다고 한다. 프랑스에서는 38가지 하수 샘플 중 31가지에서 유전자 변형을 일으킬 수 있는 약물이 검출되었다는 증거가 확인되었다. 오염은 아시아, 호주, 유럽을 비롯해 전 세계 바닷물에서 발견되고 있다.

가장 좋은 방안은 가정용 정수기를 구입하는 것이다. 최상의 제품들은 약간 비싸다. 그렇지 않은 것은 필터를 더 자주 교체해야 한다. 의약품과 농약 성분을 정수하는 성능 표준인 NSF/ANSI 401을 충족하는지 살펴보라.

이 여덟 번째 기둥의 또 다른 중요한 구성요소는 위생이다. 기본적인 위생 지침도 현대적인 상수도 시설도 하수도도 없는 나라도 있다. 덧붙이면, 일부일처제는 다양한 질병을 방어해주는 훌륭한 제도다. 매우 상식적인 이야기지만, 감염 가능성이 있는 타인의 체액에 자주 노출된다면 최적 건강을 유지하기는 매우 어렵다.

8가지 기둥을 모두 튼튼히 세워야 하나?

이 여덟 개의 기둥은 최적 건강의 초석이다. 그렇긴 하지만 당신이 지금 당장 이 초석들을 튼튼히 해야 한다는 생각에 겁을 먹거나 어쩔 줄 몰라 하지 않기를 간절히 바란다. 만약 이미 그런 상태에 처했다면 숨을 깊게 들이마시고 마음을 편하게 가져라.

완벽주의는 최적 건강관리의 적이다. 현대의 대중적인 건강 문화는 건강관리 계획을 완벽하게 따르지 못하면 아무 소용이 없다는 생각을 사람들에게 주입시켜왔다. 이러한 생각은 잘못된 것으로, 수백만 명의 사람들이 건강관리 계획을 시도조차 하지 못하게 의욕을 꺾었다. 이런 덫에 걸려들지 마라. 최적 건강을 향해 내딛는 걸음은 설령 한 걸음일지라도 어느 정도 건강에 도움을 준다.

내가 추천한 것을 전부 다 완벽하게 실천할 수 있는 사람은 드물다. 하지만 할 수 있는 만큼 최선을 다한다면 건강하게 오래 살 가능성이 상당히 커질 것이다.

새로운 건강과학,
뉴트리제네틱스와 뉴트리지노믹스

뉴트리제네틱스

뉴트리제네틱스(Nutrigenetics)라는 용어는 1975년 브레넌 박사가 처음 사용했다. 브레넌 박사는 자신의 저서에서 유전적인 차이가 동일한 영양소에 어떻게 다르게 반응하게 하는지를 연구한 내용을 담았다. 이는 대량영양소(단백질·탄수화물·지방)와 미량영양소(비타민·미네랄·식물영양소)를 구분하지 않는다. 몇몇 예를 들어보자.

일란성쌍둥이를 제외하고, 각각의 사람이 가지고 태어나는 유전 프로그램은 오직 그 사람에게만 있는 것이다. 어떤 두 사람도 정확하게 똑같아 보이지 않는 이유는 특정 DNA 세그먼트에서 일어나는 변이 때문이다(일란성쌍둥이 역시 그들을 둘러싼 환경이 정확히 같지는 않기 때문에 시간이 지나면서 생김새가 달라진다). 건강에 영향을 미치는 유전 프로그래밍도 같은 종류의 차이점을 가지고 있다. 폴리모피즘은 개인들 사이의 특정 DNA 세그먼트에서 일어나는 변이를 표현하는 용어다. 당신이 길을 걸어갈 때 검은색, 갈색, 붉은색, 금색 등의 다양한 머리카락 색을 볼 수 있는 것이 바로 폴리모피즘의 한 예다.

연구자들은 지방을 적당하게 섭취하는 일부 사람들에게서 나타나는 혈액 내 높은 중성지방 수치와 낮은 LDL콜레스테롤 수치는 DNA 세그먼트 변이, 즉 폴리모피즘에 의한 반응이라고 밝혔다. 만약 당신의 유전자에 이러한 변이가 있다면 가족들과 같은 음식을 먹어도 당신의 몸은 다른 가족들과는 다르게 반응할 것이다. 이것이 바로 이 세상 모든 사람들에게 공통적으로 적용되는 이상적인 단 하나의 식사요법이 존재하지 않는 이유다.

뉴트리제네틱스가 확장되고 발전됨에 따라 각자의 유전자에 따라서 피해야 할 식품과 맞는 식품을 알 수 있을 것으로 보인다. 그렇게 되면 당신은 유행하는 의견에 따르는 것이 아니라 자신의 유전형질에 따라 최선의 결정을 내릴 수 있을 것이다. 개인별 뉴트리제네틱스에 기초한 '특화된 맞춤형 식단 추천'이 얼마나 빨리 상용화될지 단언하기는 힘들지만, 이 연구 분야는 이미 생활에 영향을 주기 시작한 것 같다.

뉴트리지노믹스

뉴트리지노믹스(Nutrigenomics)는 뉴트리제네틱스보다 건강에 훨씬 더 큰 영향을 미친다. 뉴트리지노믹스는 개인의 유전적 특성에 따라 개인이 섭취한 영양소에 반응하는 차이까지 규명하는 학문 분야로, 우리가 섭취하는 영양소가 DNA와 어떻게 상호작용하는지를 연구한다.

대량영양소나 미량영양소 모두 DNA가 발현되는 방식에 영향을 미친다. 영양소들은 단순히 칼로리 섭취원이나, 특정 임무를 수행하는 단독 입자가 아니다. 그렇기에 우리가 먹는 음식물의 질은 건강에 절대적으로 중요하다. 왜냐하면 말 그대로 유전자에 영향을 끼치기 때문이다.

현재 진행되고 있는 음식 섭취에 관한 뉴트리지노믹스 연구 결과는 어떻게 음식이 DNA에 영향을 미치는지에 대해 더 많은 정보를 알려줄 것이다. 뉴트리지노믹스에 대한 구체적인 내용이 궁금하다면 이 책의 원서인 《만성염증 탈출 프로젝트》(전나무숲)을 참고하길 권한다.

마지막으로 당신이 이 책에서 꼭 얻었으면 하는 주된 내용은 **지금 그리고 남은 생애 동안 우리가 먹고 마시는 것이 건강에 엄청난 영향을 미친다**는 것이다. 다시 말해 **당신의 식습관은 모든 장기와 세포의 기능에 영향을 미친다.**

좀 더 자세한 내용은 《만성염증 탈출 프로젝트》을 참조하세요!

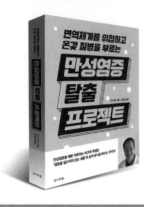

《최적건강관리 혁명》의 개정판!
듀크 존슨 지음 | 안현순 옮김
472쪽 | 173×224mm | 전나무숲 | 2,5000원

만성질환의 근본 원인을 없애는 최첨단 건강관리 시스템

In0troduction   최적 건강을 위한 노력, 아직 늦지 않았다!
• 당신을 위한 최고의 혁명 • 전 세계적 문제를 해결할 전 세계적 혁명 • 당신의 주머니를 털어가는 사기의 함정에 빠지지 말자! • 큰 그림 그리기 • 이 책을 활용하는 법

제1부 모든 만성질환을 관통하는 일관된 주제

제1장   모든 만성질환을 관통하는 일관된 주제
• 정체를 드러낸 만성질환의 근본 원인 • 만성염증이 괴물인 이유

제2장   염증과 만성질환, 그리고 면역
• 우리의 면역체계에서 일어날 수 있는 일 • 면역체계에 대한 기초 이론 • 염증이 만성질환의 원인이라는 더 많은 증거들 • 무엇이 면역체계를 끊임없이 과작동하도록 만드나?   • 만성적 염증을 줄이기 위한 17가지 실천 방안

제3장   새로운 건강 과학, 뉴트리제네틱스와 뉴트리지노믹스
• 뉴트리제네틱스 • 뉴트리지노믹스 • 기대되는 희망

제2부 최적 건강에 이르는 길

제4장   동양의학 vs 서양의학, 이 둘은 어디서 만나야 하는가?
• 서양의학을 향한 맹비난 • 서양의학의 진짜 문제점 • 동양의학을 100% 신뢰할 수 없는 이유 • 예방의학이 최선의 선택!

건강한 삶 좋은 생활이야기

〈건강한 삶, 좋은 생활이야기〉는 건강 멘토 도서출판 전나무숲에서 그동안 출간한 도서들 가운데 독자들에게 큰 사랑을 받은 건강·의학 도서를 선정하여 재구성한 시리즈입니다. 이번 시리즈를 통해 가정에서 활용 가능한 유익한 건강 지식을 좀 더 쉽고 일목요연하게 만나보실 수 있습니다.

THE OPTIMAL HEALTH REVOLUTION
최적 건강관리 혁명 1

초판 1쇄 발행 ┃ 2016년 5월 2일
초판 3쇄 발행 ┃ 2023년 10월 30일

지은이　┃　듀크 존슨
옮긴이　┃　안현순
펴낸이　┃　강효림
펴낸곳　┃　도서출판 전나무숲 檜林
출판등록　┃　1994년 7월 15일 · 제10-1008호
주소　┃　10544 경기도 고양시 덕양구 으뜸로 130
　　　　　위프라임트윈타워 810호
전화　┃　02-322-7128
팩스　┃　02-325-0944
홈페이지┃ www.firforest.co.kr
이메일　┃　forest@firforest.co.kr

ISBN ┃ 978-89-97484-47-8 (14510)
ISBN ┃ 978-89-97484-43-0 (세트)